세상에서 가장 알기 쉬운
근육연결도감

셀프케어편
SELF-CARE

키마타 료 지음
장하나 옮김

중앙books

좋은 케어란 신체를 아는 것부터

이 책의 콘셉트는 '근육의 연결과 신체 구조를 이해하면서 셀프케어를 하자!' 이다.

요즘은 인터넷만 검색해도 다양한 스트레칭법과 근막 이완법 같은 셀프케어 정보가 넘쳐난다. 물론 하는 방법도 쉽게 설명되어 있다.

하지만 똑같은 셀프케어라 하더라도 '신체 구조를 파악하고 하는 사람'과 '아무 생각 없이 동작을 따라 하는 사람'이 얻는 효과는 천지 차이다.

실제로 내가 고객들에게 스트레칭을 교육할 때도 하는 법을 단순히 말로 설명하기보다 자료를 보여주면서 '여기가 연결되어 있으니까 이런 식으로 해보세요' 라고 설명을 덧붙이는 편이 훨씬 효과적이었다.

따라서 이 책에서는 셀프케어 '하는 법'을 단순히 문장으로 설명하는 데 그치지 않고, '근육의 연결과 신체 구조'를 근육별로 알기 쉽게 설명하고자 한다.

즉 '지금 늘어나는 근육은 어떤 근육과 연결되어 있는가', '왜 이렇게 스트레칭하는가', '특정 부위를 이완하면 전신에 어떤 영향을 미치는가' 같은 지식을 배우고 이해할 수 있도록 구성했다.

더불어 이 책을 읽고 신체의 구조를 알게 되면 어깨 결림이나 요통 등 다양한 증상에 대처할 수 있다. 지금까지는 아픈 부위를 단순히 문지르는 게 다였다면, 앞으로는 '여기가 연결되어 있으니까 여기를 풀어보자'는 식으로 스스로 생각한 뒤 증상에 대응할 수 있게 된다.

이 책에서 소개하는 셀프케어는 치료사나 트레이너뿐만 아니라 일상에서 누구나 할 수 있는 실용적인 방법으로만 엄선된 것들이다. 또한, 직접 그린 그림을 통해 '언어로만 설명하기 어려운 부분'을 보충하고, 시각적으로 알기 쉽도록 표현했다.

0장에서는 근육 연결에 대한 기본적인 셀프케어의 원리를 소개한다. 1장에서 7장까지는 각 연결의 구조와 구체적인 운동법을 설명하고, 8장에서는 각 연결의 케어 힌트를 총정리한다.

전문가는 물론, 이제부터 몸을 가꿔보려고 마음먹은 초심자도 모쪼록 이 기회에 신체 구조를 이해하고 일상생활에 활용한다면 기쁠 것이다.

키마타 료

제 ⓪ 장

_____

연결 케어란

_____

연결 케어가 필요한 이유

이 책의 제목이기도 한 '근육 연결'이란 근막을 말한다. 간단히 설명하면 근막이란 근육을 감싸는 막을 가리키는데, 이러한 근막이 각 근육을 서로 연결하여 전신의 자세를 유지하고 동작을 지지한다. 근막에는 신체의 위치 등을 파악하기 위한 센서가 풍부하게 있어 근막이 단단하게 굳으면 '자세나 동작 조절'에 영향을 미친다.

이러한 근막을 케어하는 방법에는 여러 가지가 있다. 지그시 눌러 이완하는 법부터 부드럽게 만져서 푸는 법까지 아주 다양하다.
하지만 일반인이 혼자서 하기에는 너무 어렵거나 지나치게 섬세한 케어법이 많은 듯하다.
그래서 이 책에서는 누구나 쉽게 할 수 있는 공 등을 이용한 이완법과 근육의 연결을 의식한 스트레칭법을 소개하고자 한다.

근막을 푸는 요령은 일정한 압력을 가하는 것이다. 지속적으로 압력을 가하면 근막 센서가 반응하여 근육의 긴장도가 낮아진다. 자율신경에도 변화가 생겨 체액 순환 등에도 좋은 영향을 미친다.
근막을 푼 후에 스트레칭을 하면 평소보다 가동 범위도 늘어난다.
14, 15페이지에는 좀 더 전문적인 이완법도 다루고 있으므로 자세히 알고 싶다면 이 방법도 함께 해보기를 바란다.

전신을 지탱하는 근막 보디 슈트

오렌지의 하얀 속껍질처럼 3차원적인 구조다

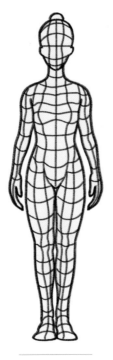

일반적인 상태

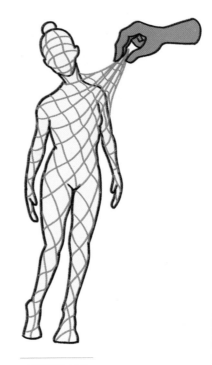

잡아당긴 상태

해설 근막은 몸 전체를 둘러싸고 있으며 왼쪽 그림처럼 정상적인 상태에서는 균형이 유지된다. 하지만 오른쪽 그림처럼 근막의 일부를 잡아당기면 그 영향이 전신에 미친다. 아프거나 딱딱하게 굳은 부위를 풀어도 증상이 개선되지 않을 때는 전신의 균형을 살펴보고 신체를 정돈하는 것이 중요하다.

연결 케어의 효과

한 발씩 시험해 보고
몸을 앞으로 숙였을 때의 차이를 비교해 보자

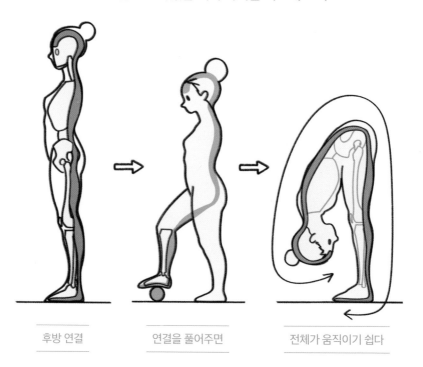

후방 연결   연결을 풀어주면   전체가 움직이기 쉽다

해설 전신에는 대표적인 '연결'이 12가지 있는데, 이러한 연결은 각 면에서 신체를 지탱한다. 연결 선상의 근육을 일부 풀어주면 같은 연결에 속한 다른 근육도 움직임이 편해진다. 예를 들어 한쪽 발바닥을 테니스공으로 1~2분 풀어준 뒤에 몸을 앞으로 숙이면 발바닥은 '후방 연결'의 일부이므로 근육을 푼 쪽이 더 쉽게 늘어난다.

보충 '후방 연결' 전체를 풀어주면 효과를 더욱 실감할 수 있다.

연결의 전체성

연결이 굳어 있으면 수축과 이완 모두 어렵다

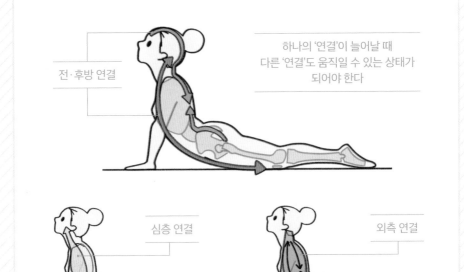

전·후방 연결

하나의 '연결'이 늘어날 때
다른 '연결'도 움직일 수 있는 상태가
되어야 한다

심층 연결

외측 연결

신체 내부가 늘어난다

측면이 짧아지고 늘어난다

해설 신체는 3차원으로 움직인다. 예를 들어 신체를 뒤로 젖히는 동작에서는 '전방 연결'
이 늘어날 때, 다른 연결도 함께 움직여야 한다. 신체 뒷면에서는 '후방 연결'이 수축
하는 동시에 신체의 가운데와 측면도 움직인다. 근막이 굳으면 근육의 수축과 이완
모두에 영향을 미친다. 케어 방법은 스트레칭 외에도 근수축, 즉 근육을 사용하는
것이 중요하다.

11

연결 푸는 법

버터를 녹이듯 지속적인 압력을 가해 서서히 풀리기를 기다리자

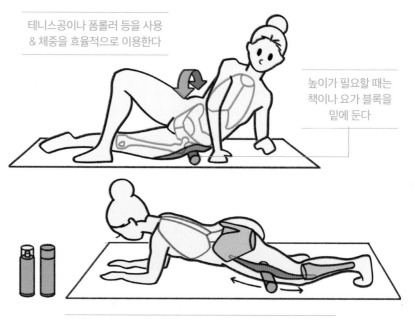

테니스공이나 폼롤러 등을 사용
& 체중을 효율적으로 이용한다

높이가 필요할 때는
책이나 요가 블록을
밑에 둔다

폼롤러가 없는 사람은 다 쓴 스프레이 통 등을 대신 사용한다
(※부드러운 통이나 내용물이 들어 있는 통은 절대 사용 금지)

해설 근막을 푸는 데는 공이나 폼롤러로 근육에 지속적인 압력을 가하는 방법이 효과적이다. 이때 체중을 이용하여 지그시 누르는 것이 요령이다. 단단하게 뭉친 부위에 90초 정도 적당한 압력을 가하면 좋은데, 시간에는 개인차가 있다. 꽉 누른다고 해서 좋은 게 아니다. 지그시 눌러 뭉친 부위를 풀어준다는 느낌으로 압력을 가하자.

보충 뭉친 부위가 풀리지 않는다면 다른 부위가 영향을 미칠 가능성이 있으므로 그 부위를 찾자.

연결 늘이는 법

근육의 부착 부위를 포함하여 그 연결의 끝까지 의식하면 좋다

늘이는 근육의 양 끝의 연결을 의식하자

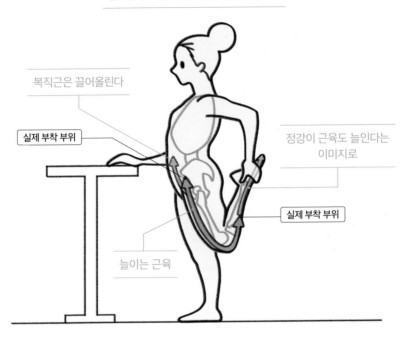

복직근은 끌어올린다

실제 부착 부위

정강이 근육도 늘인다는
이미지로

실제 부착 부위

늘이는 근육

해설 일반 스트레칭을 하듯 실시하되 '연결'을 의식하는 것이 중요하다. 예를 들어 앞 허벅지를 스트레칭할 때는 골반에서 무릎까지의 근육을 늘일 뿐만 아니라 복직근을 끌어올려 골반을 세우고 발목을 발바닥 쪽으로 굽혀서 늘인다. 타깃 근육의 양 끝 연결을 의식하면 효과는 더욱 커진다. 이때 이완을 통해 근육을 긴장시키지 않는 것이 요령이다.

보충 시간은 20~30초를 여러 세트 실시하고, 익숙해지면 1~2분 동안 유지한다.

연결의 이완법 ①

층 사이가 움직이면 몸을 움직이기 쉽다

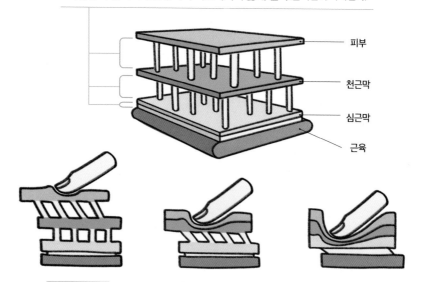

이 공간이 끈적거리면 층끼리 미끄러지지 않게 된다(움직임이 나빠진다)

피부

천근막

심근막

근육

피부층 이완

천근막층 이완

심근막층 이완

해설 근막을 이완할 때는 근막의 층을 의식하자. 근막은 3층으로 나뉘며 각각 연결되어 있다. 층과 층 사이의 밀도가 높으면 활주가 저하되어 근육의 움직임이 제한된다. 층과 층 사이에는 혈관과 신경, 림프도 지나고 있어 이러한 조직에도 영향을 미친다. 표층에서 양파 껍질을 벗기듯이 이완시켜 나가면 좀 더 심부층에 접근할 수 있다.

보충 근막층 그림은 간략하게 그렸다.

연결의 이완법 ②

충분히 이완하면 막의 활주성이 개선된 것을 느낄 수 있다

직접 이완	저항을 느끼는 방향	간접 이완

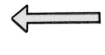
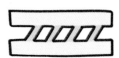
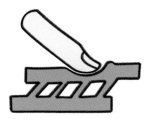

막을 미끄러지듯
조금씩 이동해 가면서
저항을 느끼는 지점에서
유지한다

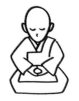

차분히 기다리자

막을 미끄러지듯
조금씩 이동해 가면서
저항이 가장 작게 느껴지는
지점에서 유지한다

해설 연결을 이완하는 두 번째 방법은 손가락으로 지그시 눌러 근막층을 느끼고, 저항이 느껴지는 방향을 찾는 것이다. 찾았다면 그 방향으로 막을 천천히 미끄러뜨리고 저항이 사라질 때까지 기다린다. 힘을 너무 많이 주면 근막의 반응을 느끼기 어려우므로 너무 느슨해지지 않을 정도로만 힘을 뺀다. 또한 저항이 작은 방향으로 미끄러뜨려 유지하는 방법도 있다. 두 방법 모두 근막 센서에 작용을 걸어 걸어 이완시킨다.

보충 유지하는 시간은 개인차가 있지만 90초 정도가 적당하다.

이 책의 주의 사항

1 셀프케어는 너무 무리하지 말고 자신에게 적당한 강도로 하길 바란다. '정적 스트레칭'은 신체가 일시적으로 불안정해질 가능성이 있다. 스포츠 시합 직전 등에는 '동적 스트레칭'을 추천한다.

2 그림의 동작이나 자세는 근육의 연결을 알기 쉽게 설명하기 위한 것이다. 모든 동작은 '전신을 균형 있게 움직이는 것'이 중요하다.

3 전신이 연결되어 있다고는 하지만, 트레이닝이나 스트레칭 등으로 무리하게 연결을 늘이거나 단련하는 것은 이 책의 기획 의도에서 벗어난다. 기존 해부학과 비교하면서 목적에 맞춰 연결을 활용하자.

4 근막은 전문가마다 의견 차이가 분분한 복잡한 조직이다. 연결에 대해서 이렇다 할 원리 원칙은 존재하지 않지만, 필자가 현시점에서 중요하다고 느낀 내용을 담았다.

케어 도구에 관하여

셀프케어를 할 때는 테니스공이나 폼롤러 같은 도구를 사용하는 방법도 있다. 시판 중인 마사지 용품을 사용하는 것이 가장 이상적이지만, 집에 있는 물건을 활용할 때는 체중을 실어도 부서지지 않는 등 안전하게 사용할 수 있는 물건을 고르자.

제 1 장

전방

연결 케어

전방 연결의 전체 모습

'후방 연결'과 균형을 이룬다

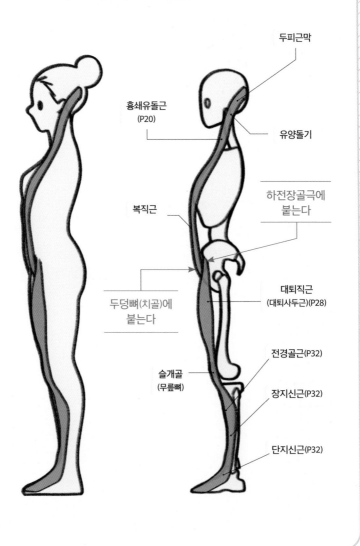

두피근막

흉쇄유돌근
(P20)

유양돌기

복직근

하전장골극에
붙는다

두덩뼈(치골)에
붙는다

대퇴직근
(대퇴사두근)(P28)

전경골근(P32)

슬개골
(무릎뼈)

장지신근(P32)

단지신근(P32)

연결의 기능에 관하여

'전방 연결'은 상반신과 하반신에 있는 2개의 연결로 신체 앞면을 지난다. 상반신은 귀 뒤에서 두덩뼈(치골)로 이어지고, 하반신은 골반에서 발등으로 이어진다. 전체가 수축하면 몸이 앞으로 숙여진다. 브릿지 자세처럼 몸통을 뒤로 젖히는 후굴 동작에서는 전방 연결이 늘어나야 하는데, 이때 몸이 너무 젖혀지지 않도록 제어하는 역할도 한다.

셀프케어 요령

'전방 연결'에서 셀프케어의 핵심은 복직근과 대퇴직근이다. 복직근에서 복장뼈(흉골) 부위를 위쪽으로 끌어올리듯 이완하면 가슴이 펴져 결과적으로 머리 위치를 뒤로 되돌린다. 대퇴직근을 이완시키면 골반을 앞쪽으로 당기는 움직임이 줄어 골반을 수평으로 유지하기 쉽다. 골반 위치가 바뀌면 '전방 연결'의 움직임을 활성화하기 쉽다.

좀 더 자세히

'전방 연결'을 늘이는 건 중요하지만 항상 신체 뒷면과의 균형을 생각해야 한다. 신체 앞면이 유연해도 등이나 허리가 굳어 있으면 요추 전만 등이 될 가능성이 있다. 이런 경우에는 특히 허리나 엉덩이 등을 이완시킬 필요가 있다.

흉쇄유돌근이란

**좌우 흉쇄유돌근은 머리 뒤쪽에서 시작해
근막적으로 연결된다**

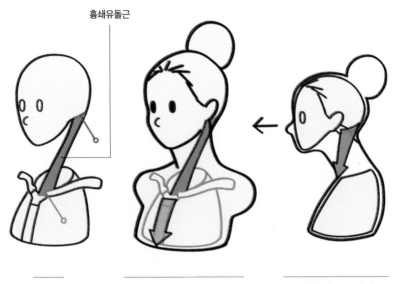

흉쇄유돌근

| 위치 | 복장뼈(흉골)·복직근으로 향한다 | 머리를 앞으로 내미는 동작을 한다 |

해설 흉쇄유돌근은 귀 뒤쪽에서 시작해 빗장뼈(쇄골)와 복장뼈에 부착한다. 아래로 가면 복장뼈를 지나 복직근으로 향한다. 이 근육은 머리를 앞으로 내미는 동작을 하는데 딱딱하게 굳으면 위를 보는 동작이나 머리를 뒤로 당기는 동작을 취하기가 어렵다. 또한, 어깨 움직임에 중요한 빗장뼈에 부착하므로 어깨 움직임에 영향을 미치는 경우도 있다.

흉쇄유돌근을 자세히

골반이나 갈비뼈 등을 움직여
머리를 지탱하는 방법을 추천한다

흉쇄유돌근에서
골반으로 향하는 연결

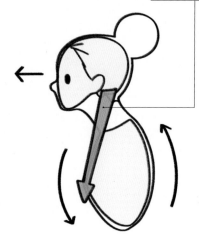

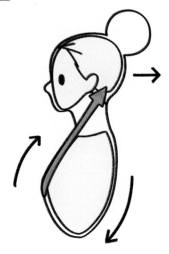

갈비뼈(늑골)가 내려가면
머리를 앞으로 당기기 쉽다

갈비뼈(늑골)가 올라가면
머리를 뒤로 당기기 쉽다

해설 머리가 앞으로 나오면 갈비뼈가 앞쪽으로 숙여진다. 즉 흉쇄유돌근에서 복직근까지의 연결이 아래쪽으로 끌어당겨진다. 머리 위치를 뒤쪽으로 되돌릴 때는 흉쇄유돌근뿐만 아니라 갈비뼈 및 복직근에서 흉쇄유돌근까지의 연결을 활성화할 필요가 있다.

흉쇄유돌근 푸는 법

근육 다발을 느끼면서 불쾌하지 않을 정도로
부드럽게 잡는다

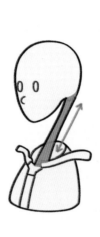

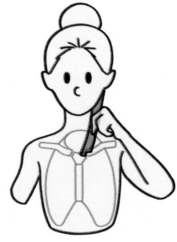

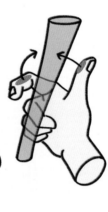

위쪽은 잡기 쉽다.
아래쪽은 부드럽게
잡는다

가볍게 잡고 긴장이
풀릴 때까지 기다린다.
40~60초 기준
(잡고 살짝 흔들어도 좋다)

엄지의 바닥과
검지의 측면으로 잡는다

해설 흉쇄유돌근은 엄지와 검지로 근육 다발을 잡고 적당히 압박하거나 살짝 흔들어서 풀어준다. 목은 민감한 부위이므로 불쾌하지 않은 강도로 하자. 손바닥 뿌리 쪽을 대고 눌러서 피부 속에 있는 근막에 걸어 얼굴을 반대편으로 돌리는 방법도 추천한다.

흉쇄유돌근 늘이는 법

손가락으로 지그시 누르는 것이 요령이다

흉쇄유돌근

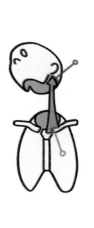

위치 관계

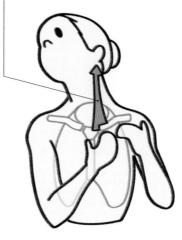

빗장뼈(쇄골) 아래를
손가락으로 누르고 귀 뒤를
멀어지게 한다

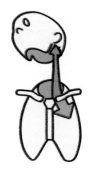

빗장뼈(쇄골) 아래
근막을 60~90초 정도
아래로 끌어당긴다

해설 위 그림은 흉쇄유돌근을 포함한 목의 앞쪽 사선 방향에 있는 조직을 늘이는 모습이다. 빗장뼈 아래에 양 손가락을 대고 아래쪽으로 끌어당겨 귀 뒤가 멀어지도록 머리를 뒤쪽 사선 방향으로 움직이면 흉쇄유돌근이 늘어난다. 머리의 각도나 방향을 조절하며 늘어나는 부위를 찾자.

복직근이란

복직근은 상부와 하부에서
작용하기 쉬운 위치가 바뀐다

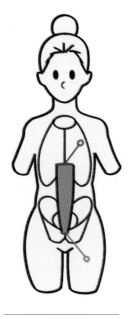

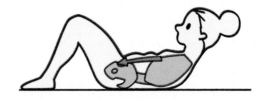

갈비뼈(늑골)를 두덩뼈(치골)와 가까워지게 한다

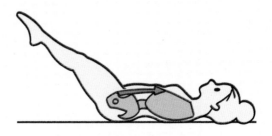

갈비뼈(늑골)와
두덩뼈(치골)를 연결한다

두덩뼈(치골)를 갈비뼈(늑골)와 가까워지게 한다

해설 복직근은 신체의 중앙에서 갈비뼈와 두덩뼈를 연결한다. 상체를 일으키는 동작을 수행하고, 위를 보고 바로 누운 자세에서 다리를 들어 올릴 때 허리가 과하게 젖혀 지지 않도록 제어하는 역할을 한다. 복근 트레이닝을 예로 들면 상체를 일으킬 때 는 상부가 사용되고, 다리를 들어 올릴 때는 주로 하부가 사용된다.

전방 연결 - 07

복직근을 자세히

복직근이 굳으면 전신이 구부정해지기 쉽다

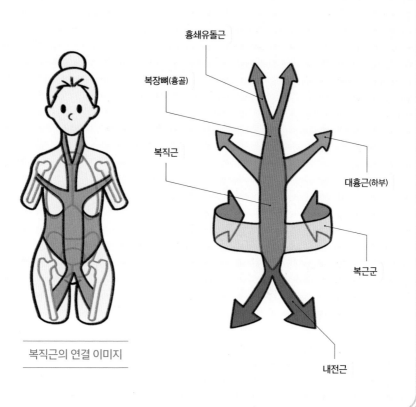

흉쇄유돌근

복장뼈(흉골)

복직근

대흉근(하부)

복근군

내전근

복직근의 연결 이미지

해설 복직근은 '전방 연결' 외에도 다양한 근육으로 이어진다. '운동 연결'에서는 대흉근에서 복직근을 지나 반대편 내전근으로 이어지며, 복사근과 복횡근의 근막이 복직근을 감싼다. 즉 단단하게 굳으면 그러한 연결을 사용하는 움직임에 영향을 미칠 가능성이 있다.

복직근 푸는 법

팔로 몸을 지지하고 공의 압력을 조절하자

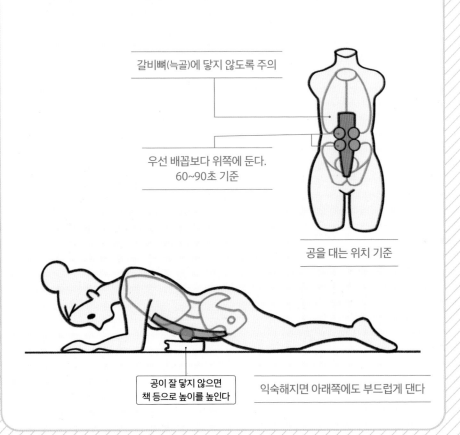

갈비뼈(늑골)에 닿지 않도록 주의

우선 배꼽보다 위쪽에 둔다.
60~90초 기준

공을 대는 위치 기준

공이 잘 닿지 않으면
책 등으로 높이를 높인다

익숙해지면 아래쪽에도 부드럽게 댄다

해설 복직근을 풀려면 책이나 요가 블록 등의 위에 둔 공에 복직근을 대고 누른다. 갈비뼈, 명치 부근은 피하고 적당한 압력으로 천천히 이완시킨다. 복직근이 이완되면 배 공간이 넓어져 호흡의 깊이 등에도 좋은 영향을 미친다. 익숙해지면 하부에도 부드럽게 실시해 보자.

복직근 늘이는 법

상반신을 조금 비틀면 허리가 시원해진다

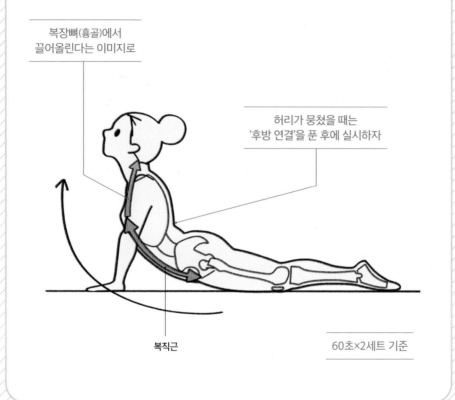

복장뼈(흉골)에서
끌어올린다는 이미지로

허리가 뭉쳤을 때는
'후방 연결'을 푼 후에 실시하자

복직근

60초×2세트 기준

해설 엎드려 누운 자세에서 상체를 일으켜 가슴에서 두덩뼈(치골)가 멀어지게 하면 복직
근이 늘어난다. 이때 상체를 앞으로 내밀면서 젖히는 것이 요령이다. 허리가 뭉친
경우에는 '후방 연결'을 푼 후에 실시하거나 밸런스볼 위에서 하면 허리가 이완되
어 늘어나기 쉽다.

대퇴직근(대퇴사두근)이란

대퇴직근은 고관절과 무릎을 움직이는 작용을 한다

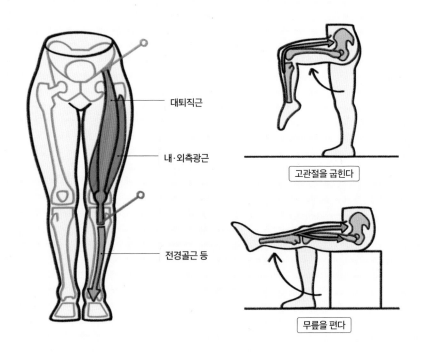

대퇴직근

내·외측광근

전경골근 등

고관절을 굽힌다

무릎을 편다

해설 대퇴직근은 대퇴사두근의 일부로 고관절을 굽히거나 무릎을 펴는 근육이다. 다른 대퇴사두근은 무릎 관절만 지나지만, 대퇴직근은 고관절과 무릎 관절을 모두 지난 다. 따라서 이 근육이 굳으면 바닥에 앉거나 다리를 뒤로 움직이는 동작을 취하기 어렵다.

전 방 연 결 - 11

대퇴직근을 자세히

**앞 허벅지와 엉덩이 근육은
고관절 움직임에 영향을 준다**

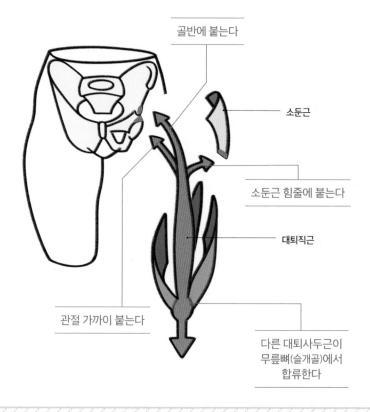

골반에 붙는다

소둔근

소둔근 힘줄에 붙는다

대퇴직근

관절 가까이 붙는다

다른 대퇴사두근이
무릎뼈(슬개골)에서
합류한다

해설 대퇴직근의 부착부는 골반의 하전장골극과 고관절 부근이다. 두 부위 모두 골반을 전방 경사시키기 쉽고 고관절의 움직임에 영향을 미친다. 게다가 근막적으로는 소둔근이라는 엉덩이 근육의 힘줄에도 부착하므로 고관절의 움직임을 효과적으로 개선하려면 소둔근에도 함께 접근해야 한다.

대퇴직근 푸는 법

각도를 바꾸어 허벅지 외측과 내측도 닿게 하자

폼롤러에 허벅지를 대고
몸을 앞뒤로 움직여 이완시킨다

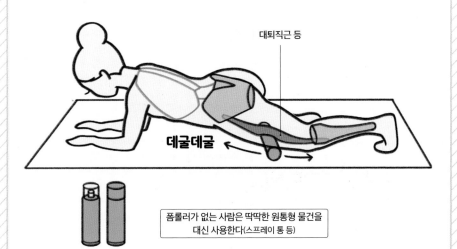

대퇴직근 등

데굴데굴

폼롤러가 없는 사람은 딱딱한 원통형 물건을
대신 사용한다(스프레이 통 등)

해설 앞 허벅지에 폼롤러를 대고 문지르면 대퇴직근이 이완된다. 폼롤러가 없으면 스프레이 통 등을 이용해도 좋다. 표층 막을 풀 때는 몸을 앞뒤로 움직이면서 데굴데굴 굴리고, 충분히 이완시키고자 할 때는 지그시 압력을 가한다. 고관절 부위는 뭉치기 쉬우므로 충분히 풀어주자.

보충 60~90초를 기준으로 지그시 압력을 가한다.

전 방 연 결 - 13

대퇴직근 늘이는 법

이 스트레칭은 옆으로 누워서도 할 수 있다

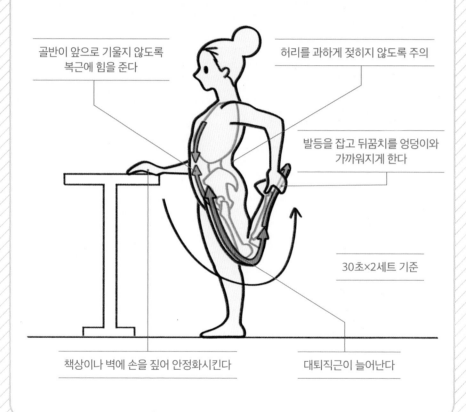

골반이 앞으로 기울지 않도록
복근에 힘을 준다

허리를 과하게 젖히지 않도록 주의

발등을 잡고 뒤꿈치를 엉덩이와
가까워지게 한다

30초×2세트 기준

책상이나 벽에 손을 짚어 안정화시킨다

대퇴직근이 늘어난다

해설 발등을 잡고 무릎을 구부리면 대퇴직근이 늘어난다. 대퇴직근은 골반에 붙어 있으므로 골반을 앞쪽으로 기울이면 늘어나는 느낌이 반으로 줄어든다. 골반의 전방 경사를 방지하려면 허리가 지나치게 젖혀 있지 않은지 확인이 필요하다. 이 스트레칭은 엎드리거나 옆으로 누워서도 할 수 있다. 자신에게 맞는 방법을 찾아보자.

정강이와 발목의 폄근

이 연결이 기능하지 않으면 턱에 걸려 넘어지기 쉽다

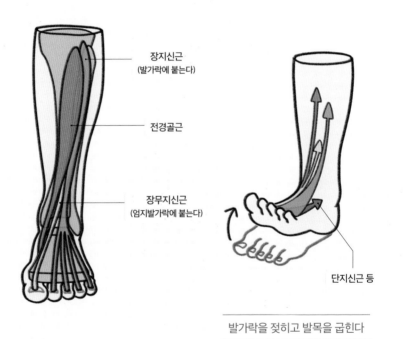

장지신근
(발가락에 붙는다)

전경골근

장무지신근
(엄지발가락에 붙는다)

단지신근 등

발가락을 젖히고 발목을 굽힌다

해설 정강이에는 전경골근과 발가락을 젖히는 근육이 있는데, 발등에도 발가락을 젖히는 근육이 있다. 정강이 부위에는 세 근육이 있으며 모두 '전방 연결'로 발목을 굽히는 동작을 한다. 걸을 때 턱 등에 자주 걸리는 사람은 이러한 근육들이 제대로 기능하지 않는 경우가 많다.

정강이 근육을 자세히

종아리의 심부 근육도 뼈사이막에 영향을 준다

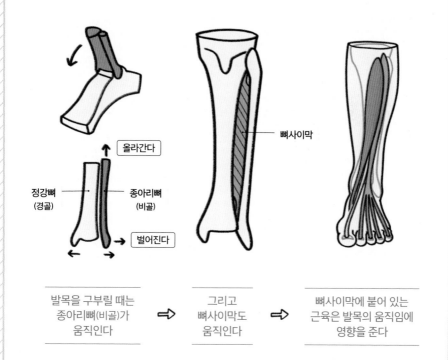

뼈사이막

올라간다

정강뼈
(경골)

종아리뼈
(비골)

벌어진다

발목을 구부릴 때는
종아리뼈(비골)가
움직인다

⇨

그리고
뼈사이막도
움직인다

⇨

뼈사이막에 붙어 있는
근육은 발목의 움직임에
영향을 준다

해설 무릎 아래 2개의 뼈 사이에 있는 뼈사이막이라는 조직이 뼈와 뼈를 연결한다. 발목을 구부릴 때는 뼈와 뼈가 서로 벌어지기 때문에 뼈사이막의 움직임이 중요한데, 정강이의 근육은 뼈사이막에 부착하므로 정강이가 뭉치면 결과적으로 2개의 뼈가 잘 벌어지지 않아 발목의 가동성이 제한된다.

정강이와 발목 푸는 법

발가락뼈 사이를 앞뒤로 문지르는 방법을 추천한다

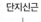

체중을 충분히 싣는다

손가락을 사용한다

단지신근

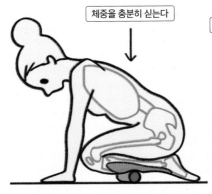

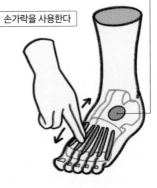

폼롤러로 정강이를 이완시킨다
(발목 근처는 하지 않는다)

뼈와 뼈 사이를 부드럽게
피부 결을 따라 움직인다

두 방법 모두 60초 기준

해설 정강이 근육을 풀 때는 폼롤러를 사용한다. 발목 근처는 근육이 적으므로 대지 않는 편이 좋다. 발등은 근육보다 힘줄이 많아서 근육을 이완시키는 대신에 뼈 사이에 손가락을 대고 근막을 천천히 문지른다. 발등을 지나는 신경을 누르면 아프니 주의하자.

정강이와 발등 늘이는 법

발목을 빙글빙글 돌리는 방법도 추천한다

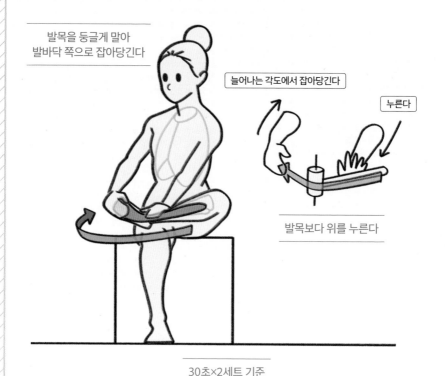

발목을 둥글게 말아
발바닥 쪽으로 잡아당긴다

늘어나는 각도에서 잡아당긴다

누른다

발목보다 위를 누른다

30초×2세트 기준

해설 정강이와 발등을 늘일 때는 한쪽 손으로 발목보다 위를 누르면서 반대쪽 손으로 발가락을 둥글게 말아 발바닥 쪽으로 잡아당긴다. 잡아당기면서 발을 비틀면 늘어나는 느낌이 달라지므로 효과를 얻고 싶은 부위가 늘어나는 방향을 찾아보자. 의자에 앉은 상태에서 바닥에 발등을 누르는 방법도 간단해서 추천한다.

전방 연결의 활성화

상반신과 하반신으로 나누어 움직여도 좋다

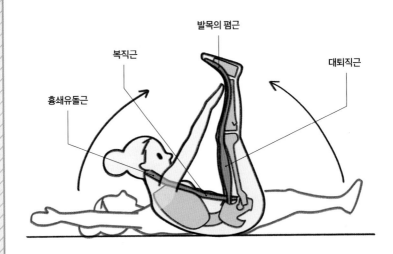

복직근

발목의 폄근

대퇴직근

흉쇄유돌근

몸통을 굽혀 정강이를 터치하는 동작을 반복한다

'전방 연결'을 활성화하려면 천장을 보고 바로 누운 자세에서 몸통을 굽혀 정강이를 터치하는 동작을 빠르게 반복한다. 이때 '심층 연결'이 복압을 안정시켜 장요근과 대퇴직근이 균형 있게 사용되며, 몸을 원래대로 되돌릴 때 허리가 과하게 젖혀지지 않도록 조절한다.

제 2 장

후방

연결 케어

후방 연결의 전체 모습

몸이 앞으로 넘어지지 않도록 뒤에서 지탱한다

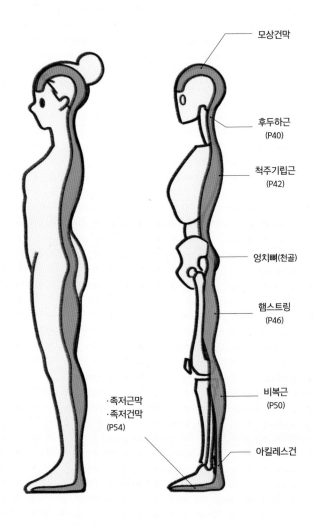

모상건막

후두하근
(P40)

척주기립근
(P42)

엉치뼈(천골)

햄스트링
(P46)

비복근
(P50)

·족저근막
·족저건막
(P54)

아킬레스건

연결의 기능에 관하여

'후방 연결'은 신체 뒷면을 지난다. 주로 몸이 앞으로 넘어지지 않도록 뒤에서 잡아주는 기능을 한다. 이 연결 전체가 수축하면 몸이 뒤로 젖혀지는데, 전굴 등 몸을 앞으로 숙이는 동작에서는 이 연결 전체가 늘어나야 한다. '전방 연결'과 함께 몸의 앞뒤 움직임에 관여한다.

셀프케어 요령

'후방 연결'에서 짧아지기 쉬운 부위는 목의 관절, 햄스트링, 종아리 근육 등이다. 머리가 앞으로 나와 있으면 목이나 등의 근육이 머리 쪽으로 잡아당겨져 늘어난 채로 굳어버리는 경우가 많다. 이럴 때 중요한 건 늘어난 채로 굳은 근육을 사용해 주는 것이다. 네발 기기 자세에서 등을 구부렸다 폈다 하는 고양이 자세 등을 추천한다.

좀 더 자세히

엉치뼈(천골)에서 상반신으로 이어지는 '후방 연결'이 짧아지면, 가슴을 힘껏 편 이른바 '군인 자세'가 되기 쉽다. 이런 자세로 장시간 있으면 신체가 전투 상태처럼 긴장하기 쉽다. 요가의 아기 자세 등 넙죽 엎드리듯 몸을 둥글게 만 자세는 '후방 연결'을 늘여 신체를 이완시키는 효과가 있다(P114도 참조).

후두하근이란

고개를 끄덕이거나 목을 회전할 때 중요한 근육이다

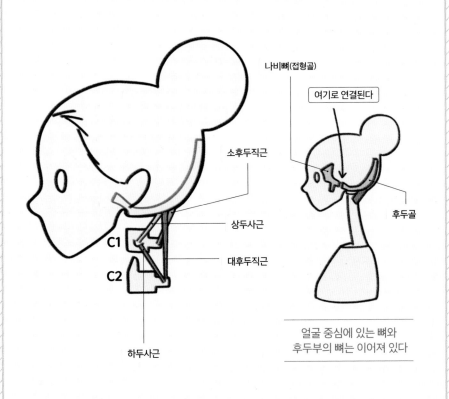

나비뼈(접형골)

여기로 연결된다

소후두직근

상두사근

대후두직근

후두골

C1

C2

하두사근

얼굴 중심에 있는 뼈와
후두부의 뼈는 이어져 있다

해설 눈썹에서 머리를 지나 가장 먼저 연결되는 부위는 후두하근이다. 4개의 작은 근육이 목의 관절에 자리하고 있어 고개를 끄덕이거나 목을 옆으로 돌릴 때 작용한다. 이 근육은 눈의 움직임과 연결되어 목의 부착부에 손가락을 대고 눈을 움직이면 수축을 느낄 수 있다. 책상에 오래 앉아 있으면 이 근육이 쉽게 뭉친다.

후두하근 푸는 법

천천히 호흡하면서 이완될 때까지 기다리자

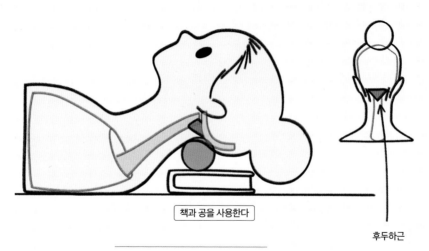

책과 공을 사용한다

머리 무게만 이용해서 90초 정도
지그시 누른다

후두하근

해설 후두하근을 풀 때는 공을 목덜미에 대고 시원하다 싶은 정도의 압력으로 이완시킨다. 손가락을 목 뒤에서 위로 미끄러뜨리다 보면 머리뼈에 닿는데, 그 밑에 후두하근이 있다. 이 근육은 센서가 풍부해서 민감한 사람은 손가락을 대고 있기만 해도 풀리는 경우가 있다.

척주기립근이란

목의 근육은 등뼈(흉추) 6번까지 연결된다

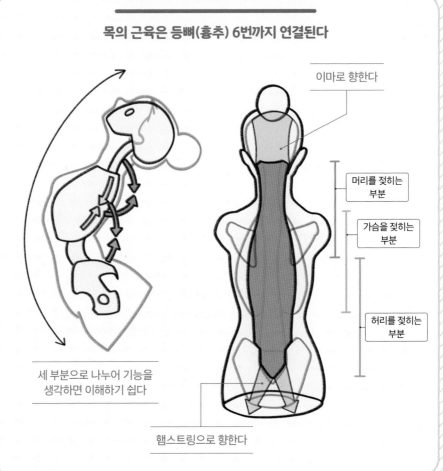

이마로 향한다

머리를 젖히는 부분

가슴을 젖히는 부분

허리를 젖히는 부분

세 부분으로 나누어 기능을 생각하면 이해하기 쉽다

햄스트링으로 향한다

해설 목에서 엉치뼈(천골)로 향하는 척주기립근이라는 근육이 있다. 이 근육은 주로 척추를 따라 세로로 이어지는 근육군의 총칭으로, 상반신을 뒤로 젖히는 작용을 한다. 척주기립근은 근막적으로 연결되어 있으므로 위를 보는 동작의 경우, 목만 움직이면 되는 것이 아니라 최소 가슴 주변 근육의 움직임이 필요하다.

척주기립근을 자세히

**무리해서 근육만으로 바른 자세를 유지하려고 하면
등이 긴장한다(오른쪽 그림)**

늘어나서 긴장한 타입

너무 수축해서 긴장한 타입

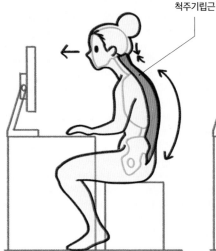
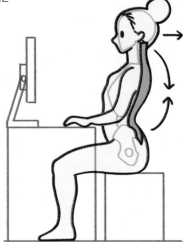

척주기립근

당연히 근육에
부담을 준다

이 경우도 부담을
주기는 마찬가지

해
설

척주기립근은 신체가 구부정해지지 않도록 자세를 유지하는 역할을 한다. 구부정한 자세로 책상 업무를 하게 되면 이 근육이 늘 긴장 상태에 있게 된다. 하지만 바른 자세를 너무 의식한 나머지 과하게 가슴을 펴고 턱을 끌어당긴 상태도 근육에 부담을 주기는 마찬가지다. 적당한 자세를 찾아보자.

척주기립근 푸는 법

이 근육은 세로로 길기 때문에
공을 미끄러뜨려 뭉친 부위를 찾자

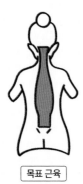

목표 근육

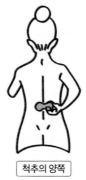

척추의 양쪽

테니스공 2개를
봉지에 넣어 묶는다

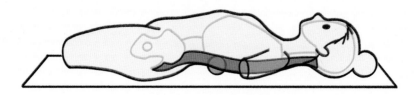

뭉친 부위를 찾아 체중으로 지그시 압력을 가한다.
이때 한 부위당 90초 정도 실시한다

해설 척주기립근을 풀려면 2개의 공을 준비한다. 공은 봉지에 넣거나 테이프로 붙이면 사용하기 쉽다. 공을 척추 양쪽에 두고 천장을 보고 바로 누운 상태에서 체중을 실어 이완시킨다. 세로로 긴 근육이므로 조금씩 위치를 미끄러뜨려 뭉친 부위를 찾자.

척주기립근 늘이는 법

동작이 익숙하지 않은 사람은 완벽하게 하려고 하기보다
스스로 할 수 있는 범위 내에서 하자

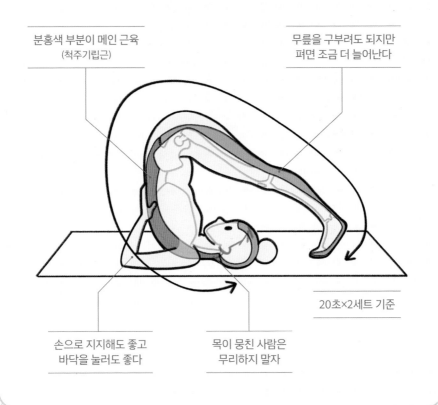

분홍색 부분이 메인 근육
(척주기립근)

무릎을 구부려도 되지만
펴면 조금 더 늘어난다

손으로 지지해도 좋고
바닥을 눌러도 좋다

목이 뭉친 사람은
무리하지 말자

20초×2세트 기준

해설 척주기립근을 늘이는 데는 요가 자세가 좋다. 등이 뭉친 사람은 그림과 같은 자세를 취하기 어려울 텐데, 허리를 손으로 지지하고 무릎을 구부리면 비슷한 자세를 취할 수 있다. 비교적 강도 높은 운동이므로 익숙하지 않은 사람에게는 요가의 아기 자세를 추천한다.

햄스트링이란

주로 골반, 고관절, 무릎에 영향을 주는 근육이다

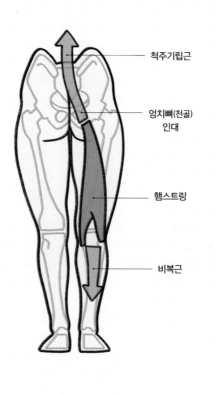

- 척주기립근
- 엉치뼈(천골) 인대
- 햄스트링
- 비복근

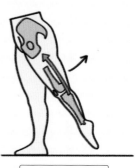

다리를 뒤로 움직인다

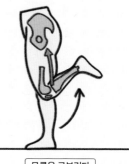

무릎을 구부린다

해설 햄스트링은 4개의 근육을 총칭한다. 한 근육을 제외한 나머지 세 근육은 골반에서 무릎 아래 뼈로 이어져 있다. 이 근육이 수축하면 무릎이 굽혀지고 다리가 뒤로 움직인다. 햄스트링은 내측과 외측으로 나뉘어 각각 무릎 아래를 안쪽과 바깥쪽으로 돌리는 역할을 하며, 무릎 아래가 틀어진 증상을 개선하는 데도 중요한 근육이다.

햄스트링을 자세히

골반을 세울 때는 골반뿐만 아니라
머리와 갈비뼈(늑골)의 위치도 중요하다

골반을 세우면 늘어난다   골반을 눕히면 짧아진다

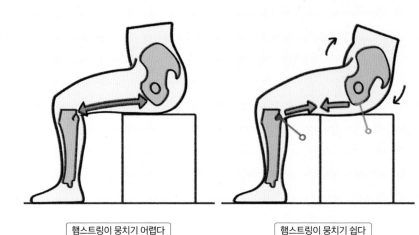

햄스트링이 뭉치기 어렵다   햄스트링이 뭉치기 쉽다

해설 햄스트링이 뭉치는 한 가지 요인으로 골반을 눕혀 앉는 자세가 있다. 골반을 눕힌 상태로 장시간 있으면 햄스트링에 적당한 장력이 가해지지 않아 근육이 짧아진 상태로 고정되기 쉽다. 골반을 세우면 근육이 적당히 늘어나 양호한 상태를 유지한다.

햄스트링 푸는 법

사람마다 뭉치는 부위가 다르므로
다양한 위치에 공을 대보자

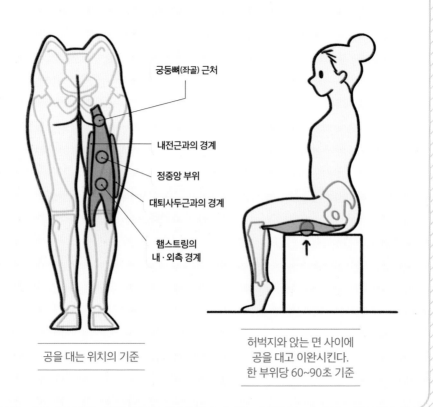

궁둥뼈(좌골) 근처

내전근과의 경계

정중앙 부위

대퇴사두근과의 경계

햄스트링의
내·외측 경계

공을 대는 위치의 기준

허벅지와 앉는 면 사이에
공을 대고 이완시킨다.
한 부위당 60~90초 기준

해설 | 햄스트링을 풀 때는 공을 앉는 면에 두고 공 위에 허벅지를 댄다. 궁둥뼈 아래 부근을 이완하면 엉치뼈(천골)와 골반의 움직임이 편해진다. 이웃하는 내전근과 대퇴사두근의 경계를 이완하면 주위 뭉친 부위에 방해받지 않고 햄스트링이 작용하기 쉬운 환경이 만들어진다.

후 방 연 결 - 11

햄스트링 늘이는 법

무릎을 구부리면 햄스트링이 늘어난다

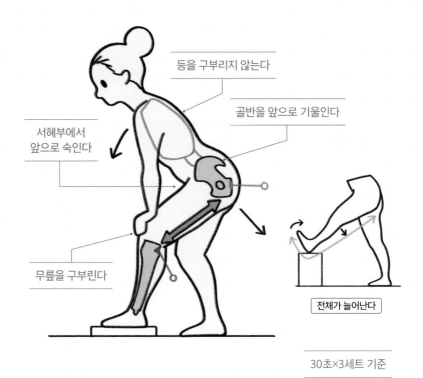

등을 구부리지 않는다

골반을 앞으로 기울인다

서혜부에서 앞으로 숙인다

무릎을 구부린다

전체가 늘어난다

30초×3세트 기준

해설 | 햄스트링을 늘이는 방법에는 두 가지가 있다. 하나는 무릎을 가볍게 구부린 상태에서 늘이는 방법으로 비복근을 스트레칭시키지 않고 햄스트링만 효과적으로 늘일 수 있다. 다른 하나는 오른쪽 아래 그림처럼 '연결'을 전체적으로 늘이는 방법으로 무릎 뒤를 늘이는 데 효과적이다.

비복근·가자미근이란

비복근은 발목과 무릎에 작용한다

대퇴골에서

근육의 움직임

가자미근은
무릎 밑에
붙어 있다

무릎을 구부린다
(비복근)

발목을 편다
(비복근+가자미근)

뒤꿈치까지

해설 종아리에는 비복근과 가자미근이라는 2개의 근육이 있다. 두 근육은 까치발 서기 같은 동작을 할 때 작용한다. 비복근은 부착부가 무릎과 발목 2개의 관절을 지나기 때문에 양쪽 관절에 작용하지만, 가자미근은 발목에만 작용한다. 무릎을 구부린 상태에서는 사용하는 근육의 비율이 바뀐다.

비복근·가자미근을 자세히

아킬레스건 부근의 지방이 딱딱해지면
가동성을 제한하는 원인이 된다

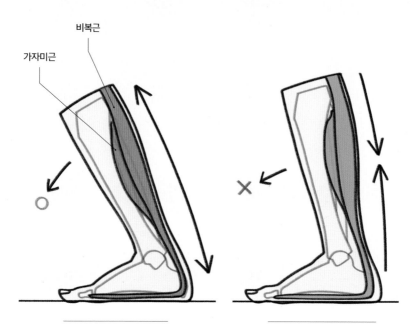

비복근

가자미근

'연결'이 부드러우면
발목을 구부리기 쉽다

'연결'이 굳으면 발목을
구부리기 어렵다

해설 종아리에 있는 2개의 근육은 아킬레스건~뒤꿈치를 끼고 발바닥으로 이어진다. 발바닥을 포함한 이 '연결'이 굳으면 발목을 구부리기가 어렵다. 발목을 구부리기 어려운 사람은 뒤꿈치에 무게 중심이 실리기 쉬워 균형을 잡기 위해 무릎이나 골반을 앞으로 내밀 가능성이 있다.

비복근·가자미근 푸는 법

**가장자리에 공을 댈 때는
발끝을 좌우로 향하게 하면 대기 쉽다**

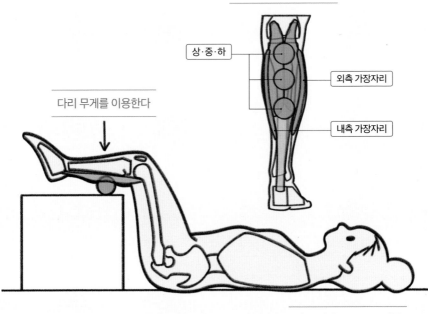

공을 대는 위치의 기준

상·중·하

외측 가장자리

내측 가장자리

다리 무게를 이용한다

한 부위당 60~90초 기준

해설 종아리 근육을 풀려면 의자에 놓은 공 위에 종아리를 올린다. 의자 위에 다리를 두면 무릎을 구부린 상태가 되어 비복근이 이완된 상태에서 종아리를 풀 수 있다. 발끝을 좌우로 향하면 내외측 가장자리에 공을 대기가 수월하다.

비복근·가자미근 늘이는 법

**무릎을 구부린 상태는 가자미근,
편 상태는 비복근이 늘어난다**

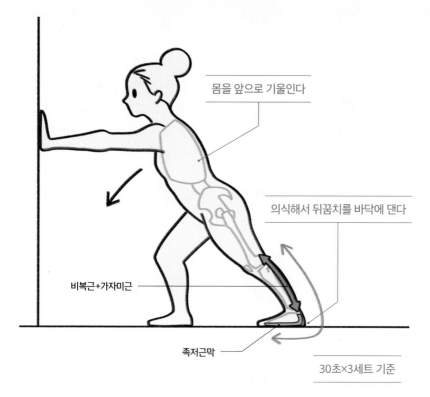

몸을 앞으로 기울인다

의식해서 뒤꿈치를 바닥에 댄다

비복근+가자미근

족저근막

30초×3세트 기준

해설 종아리를 늘이려면 벽에 손을 대고 몸을 앞으로 기울인다. 무릎을 편 상태에서는 무릎 뒤쪽, 주로 비복근이 늘어난다. 가자미근만 늘이려면 무릎을 구부리고 앞으로 내민다. 두 방법 모두 의식적으로 뒤꿈치를 바닥에 대는 것이 중요하다.

족저건막이란

인대나 근육 등도 발의 아치를 지탱한다

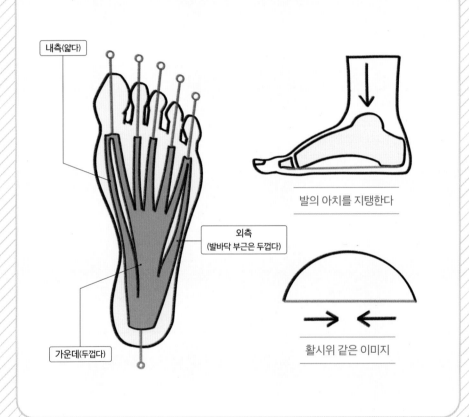

내측(얇다)

외측
(발바닥 부근은 두껍다)

가운데(두껍다)

발의 아치를 지탱한다

활시위 같은 이미지

> **해설** 발바닥에는 족저건막이라는 밴드 같은 조직이 있다. 이 조직은 발의 아치가 무너지지 않게 발바닥을 지탱한다. 발의 아치를 지탱하는 근육이 작용하지 않거나 발의 균형이 무너지면 조직이 스트레스를 받아 발바닥에 염증이 생기기 쉽다.

> **보충** 중앙을 족저건막, 그 양쪽을 족저근막이라고 부르는 경우가 많은데 명확히 구분해서 사용하진 않는다

후 방 연 결 - 17

족저건막을 자세히

걸을 때 추진력을 내기도 한다

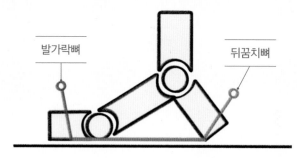

발가락뼈　　　　　　　　뒤꿈치뼈

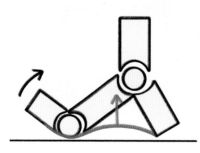

발가락을 젖히면 아치가 올라간다

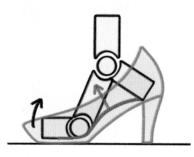

하이힐을 신으면 아치가 올라간다

해설 족저건막은 발가락을 젖히면 긴장도가 높아져 발의 아치를 높인다. 보행 시 발을 차는 동작에서 발가락이 자연스럽게 젖혀지면 건막의 탄성이 증가하여 추진력이 생긴다. 하지만 하이힐 등을 신으면 발가락이 젖혀진 상태로 유지되기 때문에 족저건막이 만성적으로 긴장하게 된다. 이로 인해 요족(High Arch)이나 뜬 발가락 (Floating Toe)과 같은 변형이 발생하기 쉬워진다.

발바닥 푸는 법

생리적으로 푼다기보다 센서에 작용을 거는 방법이다

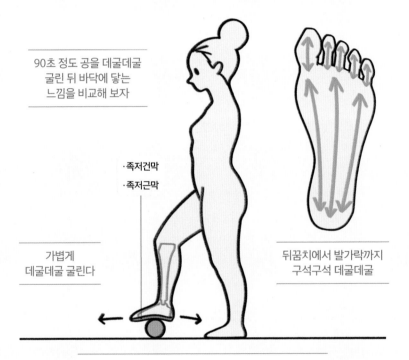

90초 정도 공을 데굴데굴 굴린 뒤 바닥에 닿는 느낌을 비교해 보자

· 족저건막
· 족저근막

가볍게 데굴데굴 굴린다

뒤꿈치에서 발가락까지 구석구석 데굴데굴

발바닥은 센서가 풍부하므로 가볍게 자극해도 반응한다

해설 발바닥 근육은 센서가 풍부해서 가볍게 자극해도 풀리는 느낌이 드는 부위다. 공 등을 발바닥에 대고 구석구석 데굴데굴 굴리면 근육이 활성화되어 바닥에 닿는 느낌이 달라진다. 변화가 느껴지지 않으면 체중을 조금 실어 압력을 주자.

발바닥 활성화

발바닥과 바닥의 접지면을 느끼는 것만으로
신체에 좋은 영향을 미친다

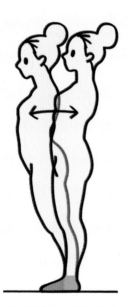

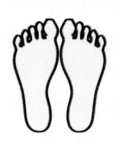

전후좌우로 체중을
실으며 최적의 부위를
찾아보자

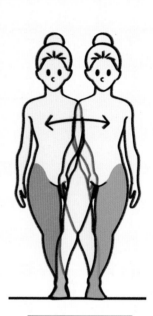

앞뒤로 체중을 싣는다

좌우로 체중을 싣는다

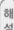
해설 발은 신체의 토대다. 이 토대의 센서가 기능하지 않으면 그 위에 있는 몸이 굳은 상태로 자세가 고정된다. 발바닥의 감각을 키우려면 그림처럼 전후좌우로 신체를 이동하면서 발바닥이 어떻게 느끼는지 경험해 보자. 이러한 과정은 정답을 찾는다기보다 프로세스 자체에 의미가 있다.

COLUMN 02

후방 연결의 활성화

허리가 뻐근할 때는 척주기립근을 푼 후에 하자

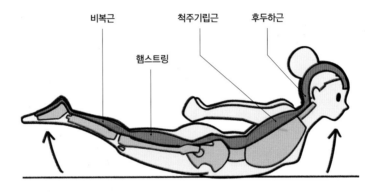

비복근 햄스트링 척주기립근 후두하근

등 뒤로 손을 깍지 끼고 몸을 젖히는 동작을 반복한다

'후방 연결'을 활성화하려면 엎드린 상태에서 손을 등 뒤로 깍지 끼고 신체를 젖힌다. 이때 '연결'이 한 라인으로 작용하여 전체가 수축한다. 특히 상부 척주기립근은 늘어난 채 굳어버린 경우가 많아 충분히 수축시켜 움직임을 활성화하면 평소 목이나 허리가 받는 스트레스를 줄일 수 있다.

제 3 장

외측

연결 케어

외측 연결의 전체 모습

몸통을 옆으로 구부리거나 고관절을 벌릴 때
매우 중요한 연결이다

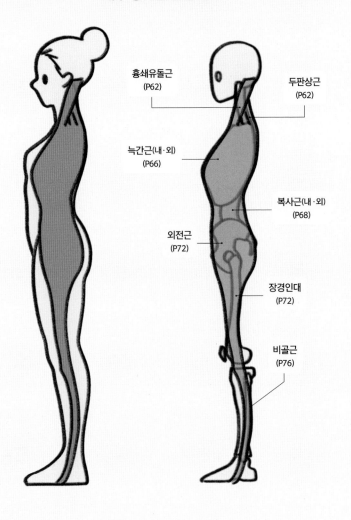

흉쇄유돌근
(P62)

두판상근
(P62)

늑간근(내·외)
(P66)

복사근(내·외)
(P68)

외전근
(P72)

장경인대
(P72)

비골근
(P76)

연결의 기능에 관하여

'외측 연결'은 신체 측면에 있으며 좌우 2개의 연결이 신체를 지탱한다. 이 연결의 한쪽이 전체적으로 수축하면 몸을 옆으로 구부리는 동작을 한다. 이때 다른 한쪽의 연결은 늘어나야 한다. '외측 연결'은 '나선 연결'과 근육을 공유하며, 비트는 동작을 조절하는 데도 중요하다.

셀프케어 요령

핵심은 두 가지다. 하나는 좌우의 차이가 줄어들도록 이완시키는 것이다. 예컨대 왼쪽 어깨가 내려가 있으면 왼쪽 늑간근과 복사근 등을 이완시킨다. 다른 하나는 신체를 앞뒤로 나누었을 때 굳어진 쪽을 이완시키는 것이다. 이는 '전·후방 연결'이 아니라 '외측 연결' 부분을 의미한다.

좀 더 자세히

늑간근은 주로 호흡을 위한 근육이지만 근섬유의 방향에서 생각하면 보행 근육으로도 볼 수 있다. 좌우 복사근이 보행 시 체간을 비트는 동작을 하듯이 좌우 내·외 늑간근의 근육이 협력하며 흉곽을 비트는 작은 움직임을 만들어낸다.

흉쇄유돌근·두판상근이란

두 근육이 함께 작용하면 머리를 옆으로 기울인다

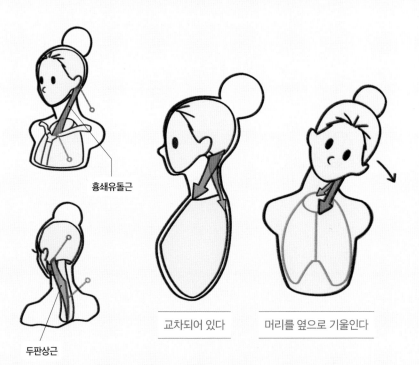

흉쇄유돌근

두판상근

교차되어 있다

머리를 옆으로 기울인다

해설 흉쇄유돌근과 두판상근은 모두 귀 뒤쪽에 부착부가 있다. 두 근육이 교차하듯이 목의 측면을 지나 신체의 앞과 뒤로 향한다. 두 근육이 동시에 수축하면 머리를 옆으로 기울이는 동작을 하며, 비트는 동작에도 관여하므로 목을 움직일 때 중요한 근육이다.

외측 연결 - 03

목의 측면을 자세히

흉쇄유돌근과 사각근이
머리를 앞으로 잡아당기기 쉽다

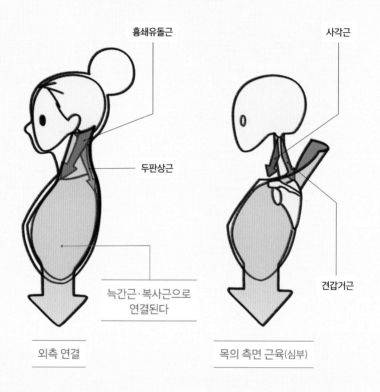

흉쇄유돌근

사각근

두판상근

늑간근·복사근으로
연결된다

견갑거근

외측 연결

목의 측면 근육(심부)

해설 '외측 연결'의 심부에는 사각근과 견갑거근이 있다. 사각근은 갈비뼈(늑골)를 끌어올리고, 견갑거근은 어깨뼈(견갑골)를 끌어올린다. 두 근육 모두 목의 측면에 붙어 있어 목을 옆으로 기울이는 동작을 한다. 목의 움직임을 개선하기 위해서는 표층과 심층 및 부착부의 차이 등을 의식해서 이완시키는 것이 좋다.

보충 머리를 전방으로 끌어당기는 사각근은 전사각근.

두판상근 푸는 법

조금 위를 향하면 근육을 누르기 쉽다.
흉쇄유돌근 푸는 법은 '전방 연결'(P22) 참조

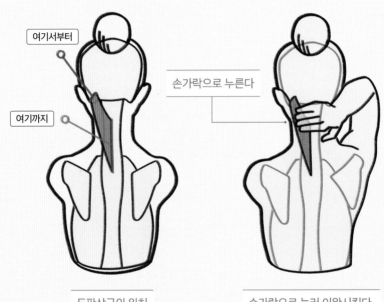

여기서부터

여기까지

손가락으로 누른다

두판상근의 위치

손가락으로 눌러 이완시킨다.
40~60초 기준

해설 두판상근은 좌우 목덜미 부근을 손가락으로 눌러서 푼다. 이때 귀 뒤쪽에서 척추 쪽으로 이어지는 근육을 이미지화하여 실시하는 것이 요령이다. 머리가 앞으로 나와 있는 사람은 이 근육을 포함해 목 뒤쪽이 항상 긴장되어 있으므로 풀어주면 근육이 활성화되어 위를 보는 동작 등이 쉬워진다.

두판상근 늘이는 법

목은 민감한 부위이므로 천천히 늘이자.
흉쇄유돌근 늘이는 방법은 '전방 연결'(P23) 참조

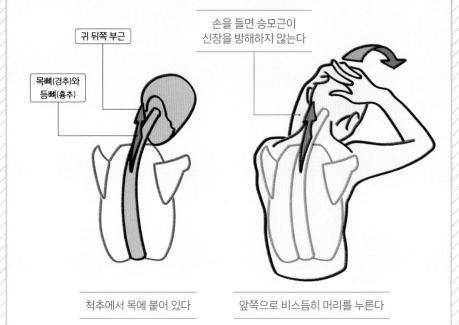

귀 뒤쪽 부근

손을 들면 승모근이
신장을 방해하지 않는다

목뼈(경추)와
등뼈(흉추)

척추에서 목에 붙어 있다

앞쪽으로 비스듬히 머리를 누른다

20초×2세트 기준

 해설
두판상근을 늘이려면 머리를 양손으로 감싸고 앞쪽으로 비스듬히 숙인다. 이때 근육이 있는 쪽 손으로 측굴 방향으로 눌러주는 것이 요령이다. 대부분의 근육은 단순히 앞과 옆 직선적으로 늘이는 것보다 비트는 등 복합적으로 늘여주면 더욱 효과적이다.

늑간근이란

횡격막이 주된 호흡근의 역할을 하지만
늑간근의 작용도 매우 중요하다

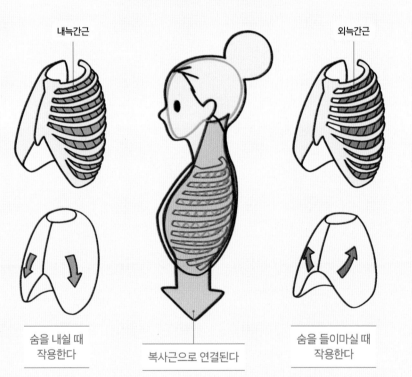

내늑간근

외늑간근

숨을 내쉴 때
작용한다

복사근으로 연결된다

숨을 들이마실 때
작용한다

해설 늑간근은 갈비뼈와 갈비뼈를 연결하는 근육으로 호흡할 때 작용한다. 내늑간근은 숨을 내쉴 때 수축하고, 외늑간근은 숨을 들이마실 때 수축한다. 단단하게 굳으면 호흡이 얕아지기 쉬운 근육이다. 섬유 방향으로 체간을 조금 비트는 동작에도 관여 하며, 걸을 때는 '나선 연결'처럼 기능한다.

늑간근 푸는 법

갈비뼈는 자극에 민감하므로 부드럽게 풀자

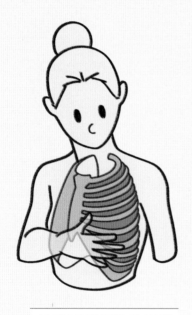

손가락으로 갈비뼈(늑골) 사이를
60초 정도 부드럽게 누른다

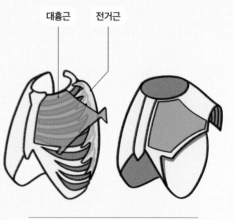

대흉근   전거근

대흉근 밑에 있는 층을 이미지화하며
전거근이 포함된 부위를 풀어준다

해설 늑간근을 풀려면 갈비뼈 사이에 손가락을 대고 근막을 미끄러뜨리듯 부드럽게 이완시킨다. 두꺼운 대흉근이 있으므로 전거근 등이 포함된 부위인 갈비뼈 측면을 위로 올리듯 풀어준다. 매우 민감한 부위이므로 천천히 부드럽게 풀어주는 것이 요령이다.

복사근이란

복사근은 '외측 연결'로 체간을 옆으로 굽히는 작용을 한다

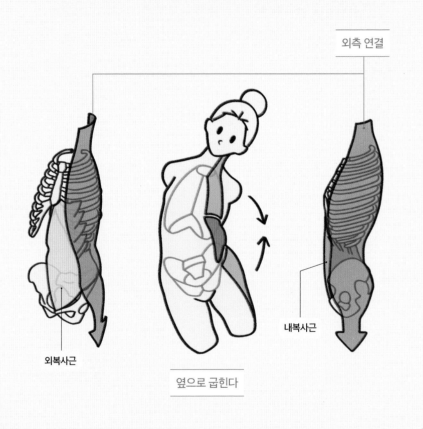

외측 연결

외복사근

내복사근

옆으로 굽힌다

해설 내·외복사근은 '외측 연결'로 갈비뼈와 골반을 신체 측면에서 연결한다. 두 근육이 동시에 수축하면 체간을 옆으로 구부린다. 이렇게 체간을 옆으로 구부리는 동작은 '후방 연결'의 한쪽이 수축하고 다른 한쪽이 늘어나는 움직임도 필요하다. 항상 몸 전체를 의식하며 케어하자.

복사근·늑간근을 자세히

늘어나는 쪽과 수축하는 쪽이 모두 작용하면 움직이기 쉽다.
요방형근도 체간을 옆으로 구부리는 측굴에 중요한 근육이다

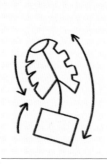

늑간근·복사근이
수축하면 측굴하기 쉽다

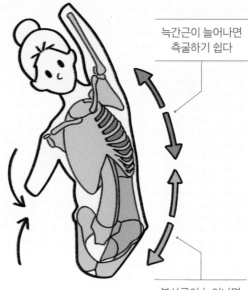

늑간근이 늘어나면
측굴하기 쉽다

복사근이 늘어나면
측굴하기 쉽다

 해설 체간을 옆으로 구부리려면 '외측 연결'의 자유로운 움직임이 필요하다. 특히 늑간근에서 복사근에 이르는 부위가 굳으면 가동 범위가 줄어든다. 늘어나는 쪽에서 갈비뼈끼리 멀어지는 움직임과 갈비뼈와 골반이 멀어지는 움직임이 중요하다. 물론 수축하는 쪽이 충분히 수축할 수 있는 상태여야 한다.

복사근(측면) 푸는 법

폼롤러 등을 사용해도 좋다

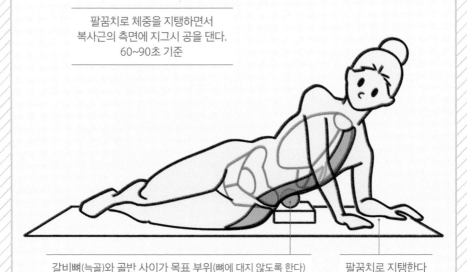

팔꿈치로 체중을 지탱하면서
복사근의 측면에 지그시 공을 댄다.
60~90초 기준

갈비뼈(늑골)와 골반 사이가 목표 부위(뼈에 대지 않도록 한다)

팔꿈치로 지탱한다

해설 복사근을 풀려면 공 위에 근육을 대고 이완시킨다. 목표 부위는 갈비뼈와 골반 사이다. 사람에 따라서는 이 공간이 극히 좁아져 있을 수도 있으니 갈비뼈에 대지 않도록 주의하자. 공에서 몸을 뗄 때도 천천히 하는 것을 잊지 말자.

복사근(측면) 늘이는 법

다른 한쪽을 늘이는 법은 '나선 연결'에서 소개한다(P91)

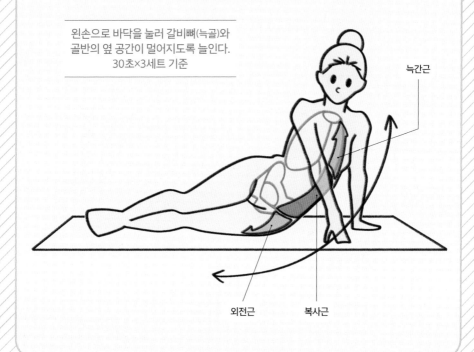

왼손으로 바닥을 눌러 갈비뼈(늑골)와
골반의 옆 공간이 멀어지도록 늘인다.
30초×3세트 기준

늑간근

외전근

복사근

해설 복사근은 옆으로 누운 뒤 상체를 일으켜서 늘인다. 이때 연결을 의식하며 늑간근에서 고관절의 외전근이 멀어지도록 늘이면 좋다. 복직근 스트레칭과 마찬가지로 몸통을 구부리지 않고 골반을 늘이듯이 상체를 일으키는 것이 요령이다.

고관절의 외전근이란

중둔근은 고관절의 내회전, 외회전에 모두 관여한다

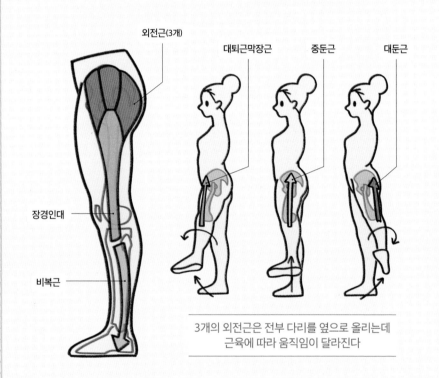

외전근(3개)

대퇴근막장근

중둔근

대둔근

장경인대

비복근

3개의 외전근은 전부 다리를 옆으로 올리는데
근육에 따라 움직임이 달라진다

해설 고관절 외측에는 3개의 외전근이 있다. 모두 다리를 옆으로 올리는 역할을 하는데, 부위에 따라 기능이 약간씩 다르다. 앞쪽에 있는 근육은 다리를 내회전시키고, 뒤쪽에 있는 근육은 다리를 외회전시킨다. 트레이닝 등에서 무릎의 방향이 중요한 이유는 이러한 기능적 차이가 있기 때문이다.

고관절의 외전근을 자세히

'전방 연결'과 '후방 연결'도 골반의 기울기에 영향을 미친다

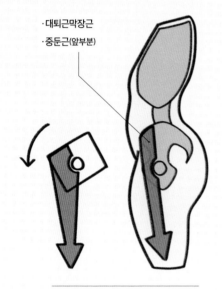

·대퇴근막장근
·중둔근(앞부분)

앞쪽은 골반을 전방 경사시킨다

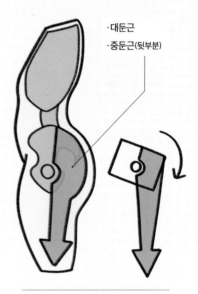

·대둔근
·중둔근(뒷부분)

뒤쪽은 골반을 후방 경사시킨다

해설 고관절의 외전근(다리를 옆으로 벌리는 근육)은 골반의 외측 전체를 덮고 있다. 따라서 골반의 전방 경사와 후방 경사에 모두 관여할 가능성이 있다. 하나의 지표로 대전자보다 앞에 있는 외전근과 '전방 연결'은 골반을 전방 경사시키고, 대전자보다 뒤에 있는 외전근과 '후방 연결'은 골반은 후방 경사시킨다.

외 측 연 결 - 1 4

고관절의 외전근 푸는 법

공을 대고 골반을 앞뒤로 기울이자

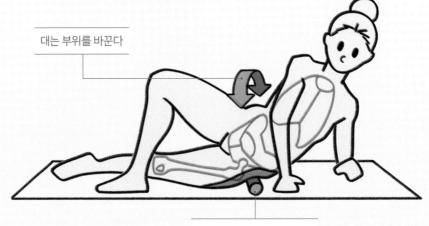

폼롤러에 엉덩이 옆을 대고
체중으로 이완시킨다

대는 부위를 바꾼다

골반과 대전자 사이에 댄다

60~90초 기준

해설 고관절의 외전근을 풀 때는 공 등을 골반과 대전자 사이에 댄다. 앞쪽을 풀고 싶으면 몸을 앞으로 기울이고, 뒤쪽을 풀고 싶으면 몸을 뒤로 기울인다. 러너는 외전근과 넙다리 외측(장경인대)이 단단해지기 쉬우므로 넙다리 외측도 같이 이완시키자.

외 측 연 결 - 15

고관절의 외전근 늘이는 법

외전근 위치에 따라 늘이는 법이 다르다

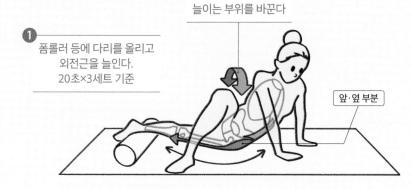

늘이는 부위를 바꾼다

❶ 폼롤러 등에 다리를 올리고 외전근을 늘인다.
20초×3세트 기준

앞·옆 부분

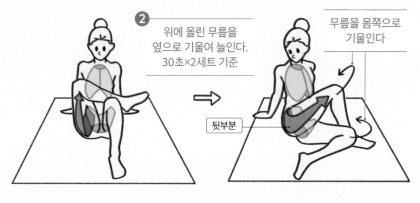

❷ 위에 올린 무릎을 옆으로 기울여 늘인다.
30초×2세트 기준

무릎을 몸쪽으로 기울인다

뒷부분

해설 고관절의 외전근을 늘이려면 골반과 대전자가 멀어지도록 움직인다. 외전근의 앞 부분과 옆쪽을 늘이려면 폼롤러 등에 다리를 올리고 고관절의 측면에 체중을 싣는 다. 뒷부분은 엉덩이를 늘이듯이 무릎을 기울이며 하반신을 비틀고, 아래 무릎으로 윗다리를 눌러 늘인다.

보충 폼롤러 대신 요가 블록이나 쿠션 등을 사용해도 좋다.

비골근이란

발목이 삐지 않도록 작용한다

비골

장비골근

단비골근

엄지발가락
뼈에 붙는다

새끼발가락
뼈에 붙는다

외번·저굴

해설 비골근은 정강이 외측에 붙어 있다. 하나는 발바닥을 지나 엄지발가락 뼈에 붙고, 다른 하나는 새끼발가락 뼈에 붙는다. 근육이 수축하면 발바닥을 외측으로 향하게 해서 발목을 편다. 발목 염좌의 대부분은 이 움직임과는 반대 방향으로 크게 움직여 발생한다. 비골근이 충분히 작용하면 발목 염좌를 예방할 수 있다.

비골근 푸는 법

공을 데굴데굴 움직이는 방법도 추천한다

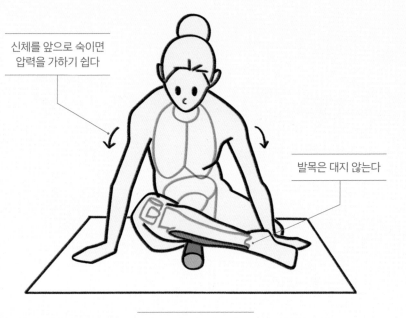

신체를 앞으로 숙이면
압력을 가하기 쉽다

발목은 대지 않는다

비골근에 폼롤러를 대고
30~60초 정도 이완한다

해설 비골근을 풀려면 폼롤러를 정강이 외측에 대고 체중을 싣는다. 비골근의 양 측면에는 정강이 근육(전경골근)과 종아리 근육(가자미근과 비복근)이 있다. 이러한 근육들이 제대로 움직이지 않을 때는 중간에 있는 비복근을 푸는 것도 간접적인 효과가 있다.

COLUMN 03

외측 연결의 활성화

상체를 일으키기 어려울 때는 다리만 해도 좋다

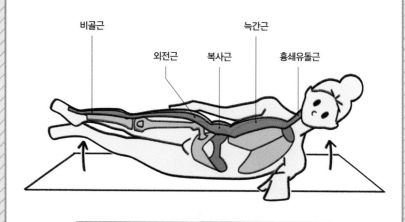

비골근

늑간근

외전근   복사근   흉쇄유돌근

옆으로 누워 다리와 머리를 들어 올리는 동작을 반복한다

'외측 연결'을 활성화하려면 옆으로 누워 신체의 측면을 하나로 모으듯 구부린다. 이 연결은 신체의 측면을 안정시키므로 럭비나 아이스하키 같은 신체를 접촉하는 경기에서 자주 사용된다. 목이 아플 때는 하반신만 활성화해도 충분하다.

제 ④ 장

나선

연결 케어

나선 연결의 전체 모습

**2개의 나선이 온몸을 감싸면서
신체를 비트는 동작에 관여한다**

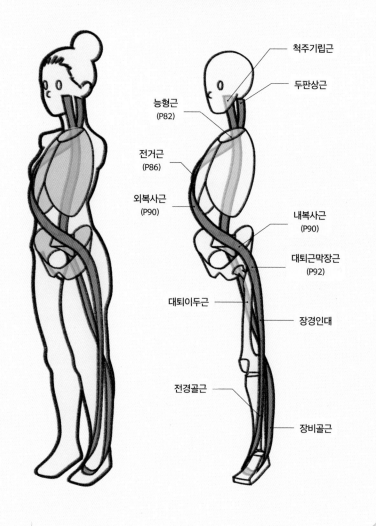

척주기립근

두판상근

능형근
(P82)

전거근
(P86)

외복사근
(P90)

내복사근
(P90)

대퇴근막장근
(P92)

대퇴이두근

장경인대

전경골근

장비골근

연 결 의 기 능 에 관 하 여

'나선 연결'은 2개의 연결이 신체를 감싸 전신을 안정시킨다. 다른 연결
과 근육을 공유하며 주로 신체를 비트는 동작에 관여하는 근육이 많다.
일부가 굳으면 자세가 틀어지기 쉽다. 하반신에서는 골반에서 발바닥까
지의 균형을 조절하고, 무릎 방향과 발의 아치에도 영향을 준다. 골프나
야구 같은 회전 운동이 필요한 경기에서 '운동 연결'과 함께 작용한다.

셀 프 케 어 요 령

상반신에서는 능형근, 전거근, 외복사근의 균형을 조절하는 것이 중요하
다. 몸이 구부정한 사람은 외복사근과 전거근을 늘이고, 견갑근을 후방
으로 되돌리듯이 이완시킨다. 바른 자세를 지나치게 의식한 탓에 어깨뼈
(견갑골)와 척추 사이가 좁아진 경우, 능형근을 풀면 어깨뼈의 위치가 정
상으로 돌아온다.

좀 더 자 세 히

하반신의 '나선 연결'은 복합적으로 이완시킬 필요가 있어 개개의 근육
케어에 관해서는 다른 장에서 설명하겠지만, 전체를 셀프케어하기는 어
렵다. 다리의 균형에서는 고관절과 발목의 상태가 중요하다. 이번에는
P92, 93에서 고관절 근육이 넙다리뼈(대퇴골)에 얼마나 영향을 미치는지
를 설명하므로 참고하길 바란다.

능형근이란

어깨뼈의 움직임을 개선하는 데 중요한 근육이다

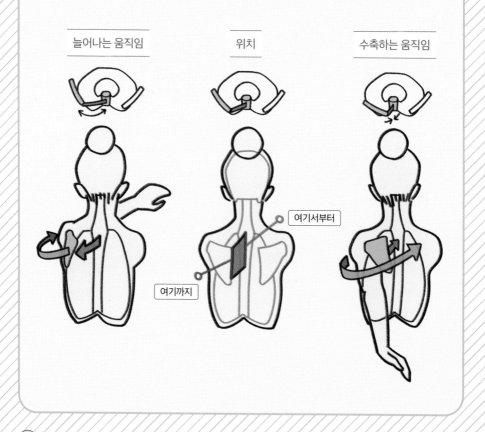

늘어나는 움직임   위치   수축하는 움직임

여기서부터

여기까지

해설 능형근은 어깨뼈(견갑골)에 붙은 근육으로 이 부위가 굳으면 팔과 체간의 움직임에 영향을 미친다. 수축하면 어깨뼈를 등 쪽으로 모으는 역할을 하고, 어깨뼈가 척추에서 멀어지게 움직이면 늘어난다. 새우등처럼 구부정한 등은 이 근육이 늘어난 채로 고정되기 쉬워 어깨뼈를 뒤로 당기는 동작이 어려워져 가슴을 펴기 힘들다.

나선 연결 - 03

능형근을 자세히

견갑골의 가동 범위는 보행에도 중요하다

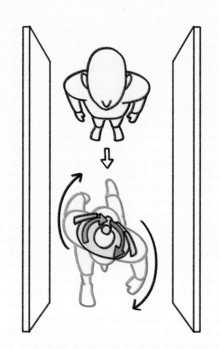

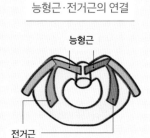

능형근·전거근의 연결

능형근

전거근

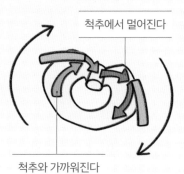

척추에서 멀어진다

척추와 가까워진다

해설 능형근과 전거근은 항상 세트로 움직인다. 걸을 때나 신체를 비트는 동작에서 좌우 전거근과 능형근은 반대로 움직인다. 팔을 앞으로 내밀 때 어깨뼈(견갑골)는 척추에서 멀어지고, 팔을 뒤로 당길 때 척추와 가까워진다. 이러한 운동으로 어깨뼈가 흉곽 위를 미끄러지듯이 움직이면 보행이나 체간을 비트는 동작이 원활해진다.

능형근 푸는 방법

척주기립근과 함께 이완된다

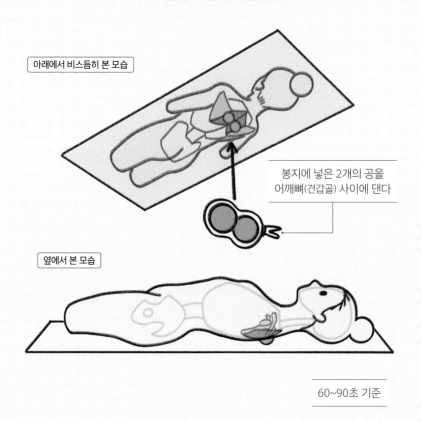

아래에서 비스듬히 본 모습

봉지에 넣은 2개의 공을
어깨뼈(견갑골) 사이에 댄다

옆에서 본 모습

60~90초 기준

해설 능형근을 풀기 위해서는 봉지에 넣은 두 개의 공을 바닥에 두고 어깨뼈 사이에 댄다. 이때 척주기립근과 승모근도 동시에 이완된다. 능형근을 풀어주면 어깨뼈의 움직임이 좋아진다. 게다가 갈비뼈(늑골)에 대한 압박도 경감되므로 호흡이 깊어진다.

능형근 늘이는 법

어깨뼈가 얼마나 벌어지는지가 핵심이다

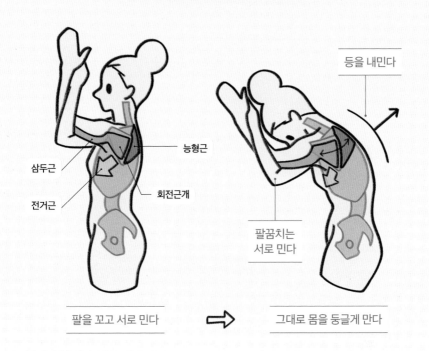

등을 내민다

능형근

삼두근

회전근개

전거근

팔꿈치는
서로 민다

팔을 꼬고 서로 민다 ⇨ 그대로 몸을 둥글게 만다

30초×2세트 기준

해설 능형근을 늘이려면 팔을 꼬아 서로 밀면서 신체를 둥글게 만든다. 이러한 동작으로 좌우 어깨뼈(견갑골)가 척추에서 멀어지며 늘어난다. 이 스트레칭을 실시하면 승모근과 삼각근 등의 '팔의 연결'도 동시에 늘어난다. 능형근과 '팔의 연결'이 늘어나면 어깨뼈와 팔의 움직임에 좋은 영향을 미친다.

전거근이란

펀치를 하거나 팔을 앞으로 뻗을 때 작용한다

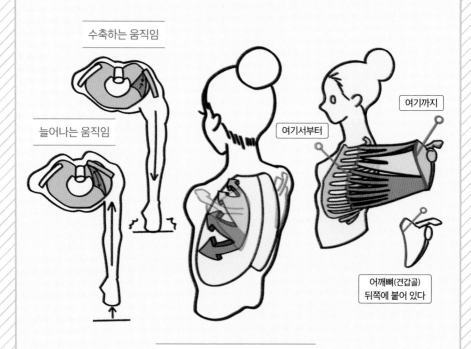

수축하는 움직임

늘어나는 움직임

여기까지

여기서부터

어깨뼈(견갑골) 뒤쪽에 붙어 있다

부위에 따라 동작이 약간 달라진다

해설 전거근은 어깨뼈 내측에서 갈비뼈 측면에 붙어 있다. 수축하면 어깨뼈를 앞으로 밀어내고, 어깨뼈를 등 쪽으로 모을 때는 늘어난다. 이 근육이 단단하게 뭉치면 어깨뼈의 움직임이 나빠져 자세와 팔의 움직임에 영향을 미치기 쉽다. 또한, 어깨관절의 안전성에도 관여하므로 충분한 케어가 필요하다.

나선 연결 - 07

전거근을 자세히

전거근과 연결되는 외복사근도 고려하자

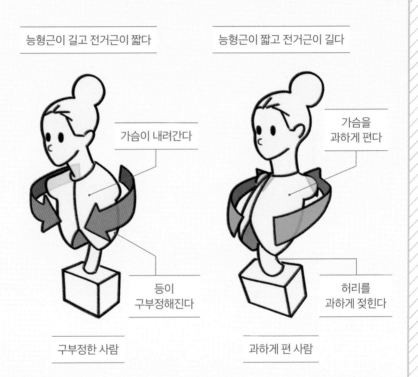

능형근이 길고 전거근이 짧다

가슴이 내려간다

등이
구부정해진다

구부정한 사람

능형근이 짧고 전거근이 길다

가슴을
과하게 편다

허리를
과하게 젖힌다

과하게 편 사람

해설 전거근은 능형근과 세트로 작용하며 어깨뼈(견갑골)를 조절한다. 몸이 구부정한 상태에서는 전거근이 짧아진 채로 고정되고, 능형근은 늘어난 채로 고정된다. 자세가 나쁘면 머리가 앞으로 나와 판상근에도 스트레스를 주므로 이 두 근육을 풀어 어깨뼈를 이완시키는 것이 중요하다.

나 선 연 결 - 0 8

전거근 푸는 법

피부에 직접 대는 편이 하기 쉽다

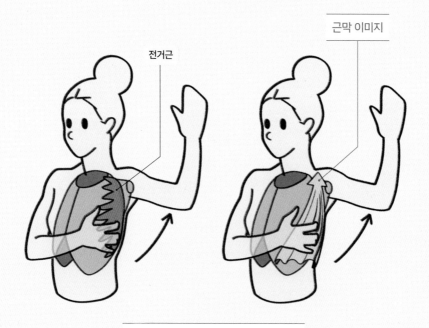

전거근

근막 이미지

손가락으로 전거근을 걸고 팔을 올린다.
60~90초 기준

해설 전거근을 풀기 위해서는 한쪽 손의 손가락을 갈비뼈(늑골) 측면에 두고 근막을 잡듯이 건다. 반대쪽 손을 들어 조직이 위로 올라갈 때 손가락을 아래 방향으로 움직여 전거근에 장력을 걸고 긴장이 풀릴 때까지 기다린다. 피부에 직접 대는 것이 중요하며, 팔을 위로만 들지 말고 여러 방향으로 움직이면 더 효과적이다.

보충 갈비뼈 측면은 민감하므로 부드럽게 풀어주자.

전거근 늘이는 법

팔뿐만 아니라 어깨뼈도 척추로 모으자

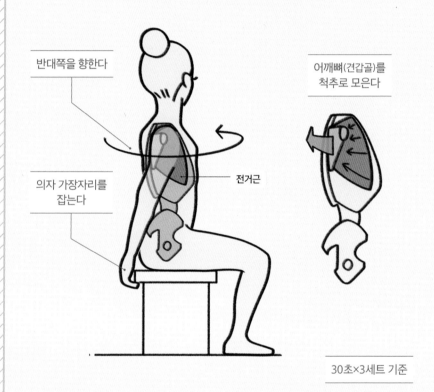

반대쪽을 향한다

어깨뼈(견갑골)를 척추로 모은다

전거근

의자 가장자리를 잡는다

30초×3세트 기준

 해설 전거근을 늘이려면 의자의 뒤쪽 가장자리를 잡는다. 상반신을 팔과 반대쪽으로 비틀고 어깨뼈를 척추 쪽으로 모으면 전거근이 늘어난다. 어깨가 상반신과 함께 움직이면 충분히 늘어나지 않으므로 의자를 잡은 쪽 어깨를 뒤로 당기면서 하는 것이 핵심이다.

복사근

**몸을 비트는 동작은
좌우 복사근이 협력해서 움직인다**

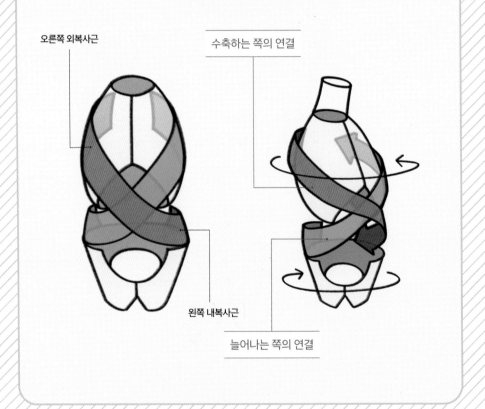

오른쪽 외복사근

수축하는 쪽의 연결

왼쪽 내복사근

늘어나는 쪽의 연결

해설 외복사근은 '나선 연결'에서 반대편 내복사근과 교차하여 체간을 비트는 동작을 한다. 오른쪽 외복사근이 왼쪽 내복사근과 연동하여 수축하면, 다른 하나의 연결은 늘어나는 움직임을 수행한다. 몸을 한쪽으로 비틀기 어려울 때는 잘 늘어나지 않는 쪽을 늘이거나 수축하지 않는 쪽을 운동시켜 자극을 준다.

복사근 늘이는 법

다리를 최대한 뒤로 빼는 것이 요령이다

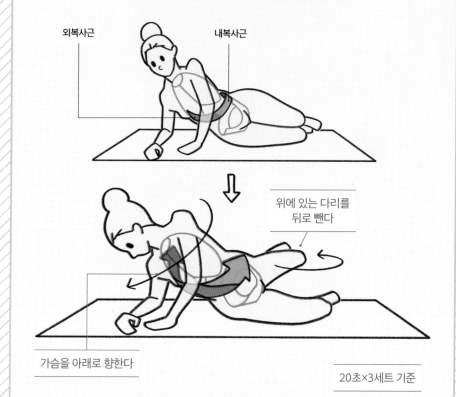

외복사근

내복사근

위에 있는 다리를
뒤로 뺀다

가슴을 아래로 향한다

20초×3세트 기준

해설 서로 대각을 이루는 외복사근과 내복사근을 함께 늘이려면 옆으로 누워서 상체를 일으킨 뒤 상반신은 앞으로, 위에 있는 다리는 뒤로 움직인다. 이 자세를 취하면 몸통이 저절로 비틀어지면서 복사근의 연결이 비스듬히 늘어난다. 이때 다리를 최대한 뒤로 움직여 체간을 비틀어서 늘이는 것이 요령이다.

고관절 근육 ①

고관절에는 외회전(바깥돌림)시키는 근육이 많다

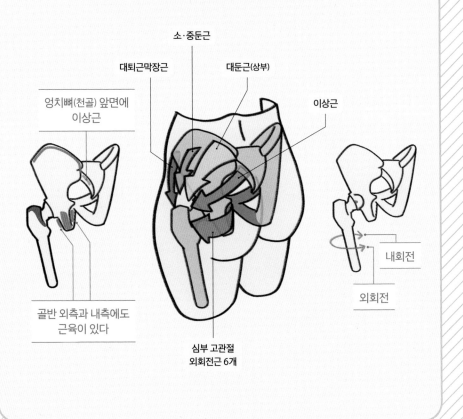

소·중둔근

대퇴근막장근

대둔근(상부)

이상근

엉치뼈(천골) 앞면에
이상근

골반 외측과 내측에도
근육이 있다

심부 고관절
외회전근 6개

내회전

외회전

해설 다리 균형을 개선하는 데는 고관절의 상태가 중요하다. 넙다리뼈(대퇴골) 대전자에 부착된 근육을 파악하자. 대전자가 후방으로 당겨지면 넙다리는 외측으로 향하고, 전방으로 당겨지면 내측으로 향한다. 넙다리가 내측으로 향하는 사람은 이상근과 고관절 외회전근 6개가 뭉치기 쉽다. 충분히 이완시킨 후에 운동하자.

보충 심부 고관절 외회전근 6개의 운동으로 '클램셸'을 추천한다.

나 선 연 결 - 1 3

고관절 근육 ②

'전방 연결', '후방 연결'은 생략한다

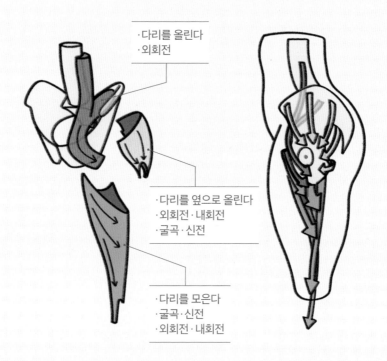

·다리를 올린다
·외회전

·다리를 옆으로 올린다
·외회전·내회전
·굴곡·신전

·다리를 모은다
·굴곡·신전
·외회전·내회전

 해설
골반에서 넙다리뼈에는 많은 근육이 있으며 전부 다리 균형에 관여한다. 이 근육들은 다리를 움직일 뿐만 아니라 넙다리뼈를 회전시키는 역할도 한다. 다리 균형을 개선하려면 '나선 연결'뿐 아니라 3개의 근육 그룹과 '전·후방 연결'의 이해가 중요하다.

보충) 대요근은 내회전(넙다리뼈를 안쪽으로 돌림) 기능이 있다고도 할 수 있다.

COLUMN 04

나선 연결의 활성화

척추의 작은 근육도 몸통을 비트는 동작에 관여한다

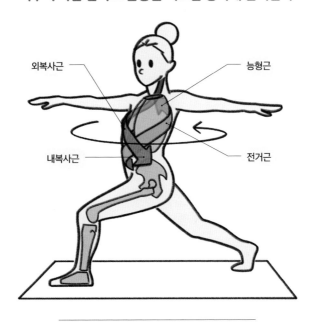

외복사근

능형근

내복사근

전거근

하이 런지 자세에서 몸을 비틀어 수 초 유지

'나선 연결'을 활성화하려면 하이 런지(다리를 앞뒤로 벌리고 양팔을 올린다) 상태에서 상반신을 앞다리 쪽으로 비튼다. 골반을 충분히 안정시키면 평소 의식하기 어려운 내복사근도 자극이 된다. 어깨뼈(견갑골)는 늑골면을 미끄러지듯이 움직이므로 능형근과 전거근에도 좋은 영향을 미친다.

제 **5** 장

심층

연결 케어

심층 연결의 전체 모습

호흡, 자세, 보행 등을 심층에서 지지한다

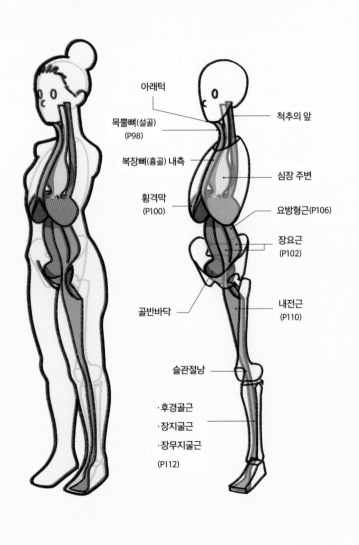

아래턱

목뿔뼈(설골)
(P98)

복장뼈(흉골) 내측

횡격막
(P100)

골반바닥

척추의 앞

심장 주변

요방형근(P106)

장요근
(P102)

내전근
(P110)

슬관절낭

·후경골근
·장지굴근
·장무지굴근
(P112)

연 결 의 기 능 에 관 하 여

'심층 연결'은 발바닥에서 머리 쪽으로 세로로 뻗어 신체의 중심을 지탱한다. 보행이나 자세를 유지하는 역할도 하는데, 다른 연결과는 달리 특정 움직임은 수행할 수 없다. 골반에서 발바닥에 걸친 연결은 '외측 연결'과 균형을 이루고, 종아리 심부 근육은 발의 아치를 지탱한다. 또한, 내장의 막과 밀접한 관계가 있어 내장 상태에 영향을 주기 쉽다.

셀 프 케 어 힌 트

심층 근육은 신체 깊숙이 있기 때문에 표층 근육부터 풀고 시작하면 효과적이다. 순서상으로는 발바닥에서부터 위쪽으로 푸는 것을 추천한다. 복부는 민감하므로 횡격막과 장요근을 풀 때는 천천히 부드럽게 하고 손가락과 공을 거둘 때도 조심해야 한다.

좀 더 자 세 히

걸을 때 앞으로 나간 다리를 뒤로 당기면 '심층 연결'에 장력이 생긴다. 이 장력을 이용해서 다리를 앞으로 내미는 감각을 체득하면 앞 허벅지를 혹사하지 않고 걸을 수 있다. 이 감각을 체득하기 위해서는 발목의 충분한 굴곡과 고관절의 신전(다리를 뒤로 움직임)이 필요하다. 발목을 굽히려면 종아리 심부의 유연성이 중요하다.

목 근육(심층)이란

근막적인 연결은 없어도 뼈를 통해 영향을 미친다

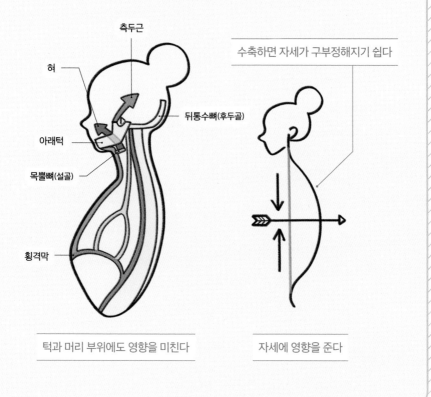

측두근

혀

아래턱

목뿔뼈(설골)

횡격막

뒤통수뼈(후두골)

수축하면 자세가 구부정해지기 쉽다

턱과 머리 부위에도 영향을 미친다

자세에 영향을 준다

해설 '심층 연결'인 목 근육(심층)은 목 주위를 감싸며 턱과 머리뼈에 부착한다. 근막적인 연결은 없어도 뼈를 통해 저작 근육이나 혀의 움직임에 영향을 미친다. 이 연결은 척추 앞쪽에 있어 긴장하면 등이 구부정해지면서 자세가 안 좋아진다.

보충 혀는 목뿔뼈에 직접 붙지 않지만 다른 조직을 통해 연동한다.

목 근육(심층) 푸는 법

사각근 근처는 혈관·신경이 지나므로 주의하자

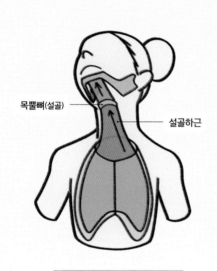

목뿔뼈(설골)

설골하근

목을 비스듬히 뒤로 젖힌다.
20초×3세트 기준

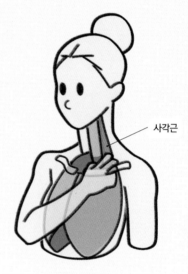

사각근

빗장뼈(쇄골) 뒤쪽을 부드럽게 누른다.
30~60초 기준

해설 목 근육(심층)을 푸는 방법에는 두 가지가 있다. 우선 입을 다물고 목을 비스듬히 뒤로 젖혀 턱에서 목까지 늘어나는 감각을 느낀다. 다음으로 빗장뼈(쇄골) 뒤쪽 공간에 손가락을 지그시 눌러 목의 측면 근육을 푼다. 혈관과 신경이 지나므로 근막을 살짝 잡아 미끄러뜨리듯 이완시키자.

횡격막이란

횡격막은 내장 상태와도 관계있다

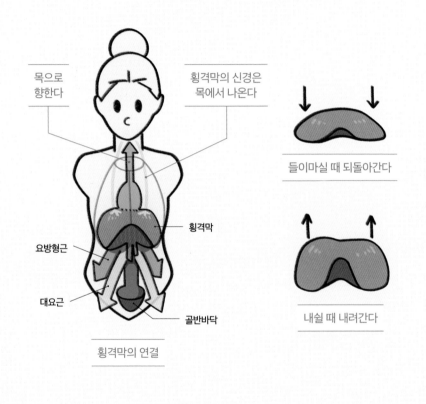

목으로
향한다

횡격막의 신경은
목에서 나온다

들이마실 때 되돌아간다

횡격막

요방형근

대요근

골반바닥

내쉴 때 내려간다

횡격막의 연결

해설 횡격막은 호흡에 관여하며 갈비뼈(늑골) 안에서 흉강과 복강을 나눈다. 위아래로 여러 근육과 연결되며 횡격막이 단단하게 뭉치면 그러한 근육의 움직임에 영향을 미친다. 또한 골반바닥 및 다른 근육과 함께 복압을 높여 자세를 유지하며, 장요근 등으로 연결되기 때문에 보행에도 중요한 역할을 한다.

횡격막 푸는 법

근육 자체보다 막을 통해 이완시키는 이미지

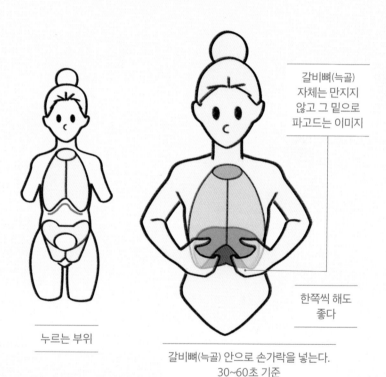

갈비뼈(늑골) 자체는 만지지 않고 그 밑으로 파고드는 이미지

한쪽씩 해도 좋다

누르는 부위

갈비뼈(늑골) 안으로 손가락을 넣는다. 30~60초 기준

해설 갈비뼈 사이 팔(八) 자 모양 부분에 손가락을 부드럽게 넣고 천천히 이완시킨다. 몸을 구부정하게 만들면 복부 근육이 이완되어 손가락이 들어가기 쉬워진다. 한쪽 손을 반대 손으로 누르면서 하면 효과적이다. 횡격막이 이완되면 호흡이 편해지고 가슴을 펴기 쉬워 체간의 움직임도 개선된다.

장요근이란

대요근과 장골근(소요근을 포함)을 합쳐 '장요근'이라고 한다

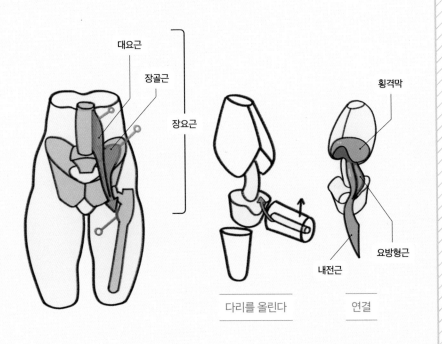

대요근

장골근

장요근

횡격막

요방형근

내전근

다리를 올린다

연결

해설 장요근은 대요근, 장골근, 소요근의 세 근육을 합친 근육군으로 고관절을 굽히는 역할을 한다. 장요근은 '달리기, 걷어차기, 계단 오르기' 같은 동작에서 사용되며 고관절을 안정시킨다. 딱딱하게 뭉치면 고관절이 움직이기 어려워져 허리 굴곡이 증가하거나 감소하여 자세나 보폭에 영향을 미친다.

보충 대요근은 자세에 따라 허리뼈(요추) 굴곡과 신전에도 작용한다.

심 층 연 결 - 0 7

장요근을 자세히

모두 척추와 고관절을 연결하는 근육이다

대요근과 이상근은 골반에 대해 반대 작용을 한다

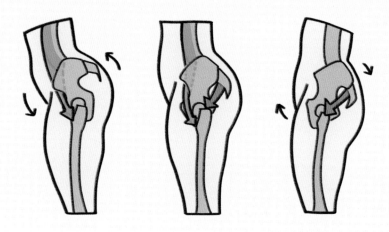

대요근은 허리 굴곡을 증가시킨다   이상근은 골반을 후방 경사시킨다

해설

대요근은 척추에서 넙다리뼈(대퇴골)로 뻗어 허리 굴곡과 골반의 전방 경사를 강화한다. 한편, 이상근은 엉치뼈(천골)에서 넙다리뼈로 뻗어 골반의 후방 경사를 촉진한다. 이러한 근육은 척추에 대해 반대 작용을 한다. 서로 근육의 길이를 적당히 유지하며 균형을 이루는 것이 중요하다.

장요근 푸는 법

배 속이 이완되면 등과 허리가 편안해진다

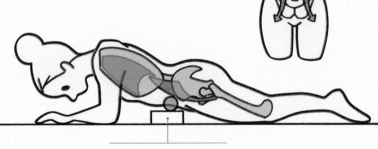

공을 대는 부위의 기준

복직근 외측 부근에 공을 댄다.
60~90초
(민감한 부위이므로 천천히 하자)

요가 블록이나 책 등으로
높이를 높인다

해설 장요근을 풀려면 바닥에 둔 공에 복직근 외측을 대고 자세를 낮춘다. 장요근은 몸 깊숙이 있으므로 표층부터 천천히 풀자. 장요근에 직접 접근하지 않아도 복부를 풀면 고관절과 체간의 움직임에 좋은 영향을 준다.

장요근 늘이는 법

체간을 반대쪽으로 비틀고 옆으로 굽히면 더 늘어난다

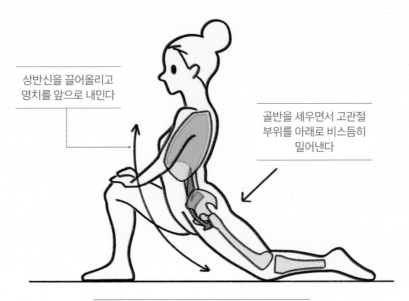

상반신을 끌어올리고
명치를 앞으로 내민다

골반을 세우면서 고관절
부위를 아래로 비스듬히
밀어낸다

무릎 부위에 수건 등을 받치고 하면 아프지 않다

30초×3세트 기준

해설

장요근을 늘이려면 런지 자세에서 골반을 아래로 비스듬히 밀어내 고관절 부위를 늘인다. 골반을 세우고 상반신을 끌어올리면 횡격막에서 장요근에 걸친 연결이 충분히 늘어난다. 늘어나고 있는 쪽 손을 올리고 몸을 반대쪽으로 기울이면 좀 더 늘어난다.

요방형근이란

요통 개선에 중요한 근육이다

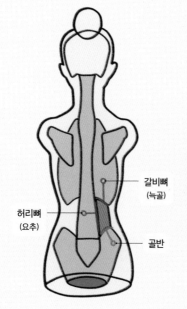

갈비뼈
(늑골)

허리뼈
(요추)

골반

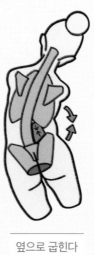

옆으로 굽힌다

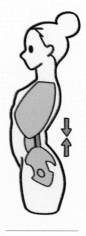

허리를 젖힌다

해설 요방형근은 골반에서 허리뼈와 맨 아래 갈비뼈로 이어져 대요근 뒤, 척주기립근 앞에 위치한다. 체간의 측굴과 신전, 골반의 수평을 유지하는 역할을 하는데 굳으면 요추 전만이 심해진다. 골반을 눕힌 상태가 만성화되면 척주기립근과 함께 항상 신장 부하가 걸려 요통의 원인이 된다.

요방형근을 자세히

요방형근은 골반을 앞으로 기울이는 근육이다

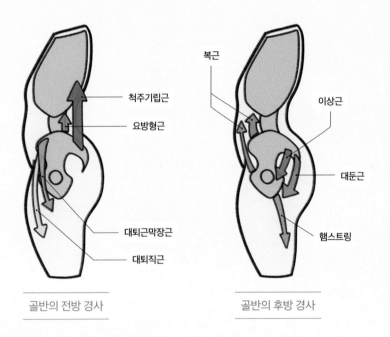

골반의 전방 경사 　　　　　 골반의 후방 경사

해설
요방형근은 골반의 뒤쪽에 붙어 있어 골반을 앞쪽으로 기울이는 전방 경사 작용을
한다. 전방 경사를 개선하고 싶다면 앞 허벅지와 허리를 푸는 것이 효과적이다. 반
대로 골반이 후방 경사되어 요방형근과 척주기립근이 스트레스를 받은 경우에는
뒤 허벅지와 복근을 푸는 것을 추천한다.

요방형근 푸는 법

공을 몸 바로 옆에 대면 '외측 연결'이 이완된다

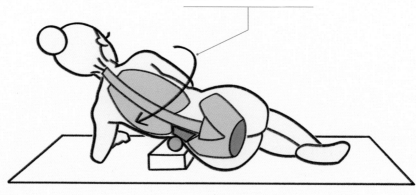

공을 댄 다음
몸을 위로 향하면 하기 쉽다

갈비뼈(늑골)와 골반 사이(비스듬히 뒤)에 공을 댄다.
60~90초 기준

해설 요방형근을 풀기 위해서는 바닥에 놓인 공에 허리 뒤를 비스듬히 댄다. 높이를 주려면 요가 블록을 사용하자. 척주기립근은 두꺼운 조직이라서 비스듬히 접근하는 것이 중요하다. 우선 공에 몸 측면을 대고 신체를 위로 향하면 요방형근에 접근하기가 쉽다. 허리가 뭉친 사람은 P70도 같이 하는 편이 좋다.

요방형근 늘이는 법

광배근과 '외측 연결'도 늘어난다

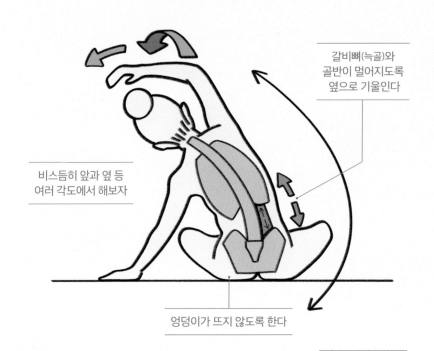

갈비뼈(늑골)와
골반이 멀어지도록
옆으로 기울인다

비스듬히 앞과 옆 등
여러 각도에서 해보자

엉덩이가 뜨지 않도록 한다

30초×3세트 기준

 해설 책상다리 자세에서 한쪽 손을 들고 몸을 반대쪽으로 기울인다. 반대쪽 손이나 팔꿈치를 바닥에 대고 바로 옆과 앞쪽 사선 방향 등 여러 각도에서 늘인다. 갈비뼈와 골반이 멀어지도록 의식하며 엉덩이를 바닥에 대고 늘어나는 감각을 유지한다. 이 스트레칭은 요방형근뿐만 아니라 광배근과 '외측 연결'도 동시에 늘인다.

내전근이란

내전근은 부착부가 넓어 다리를 앞뒤로 움직인다

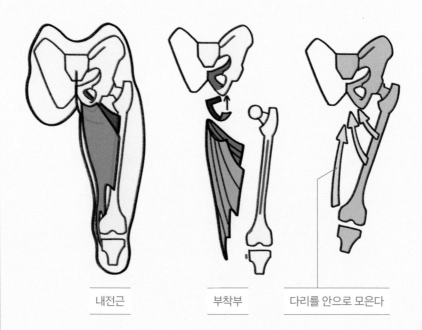

내전근   부착부   다리를 안으로 모은다

내전근은 골반의 앞쪽과 아래에서 넙다리뼈(대퇴골) 뒤쪽으로 붙는데, 일부는 무릎 안쪽에도 연결된다. 기본적으로 다리를 안쪽으로 모으는 동작을 하며 부착 위치에 따라 다리를 앞뒤로도 움직인다. 딱딱하게 뭉치면 다리를 벌리거나 쭈그려 앉는 동작이 제한되며 골반바닥 상태에도 영향을 미친다.

내전근 늘이는 법

내전근을 늘이려면 여러 각도에서 접근하는 것이 중요하다

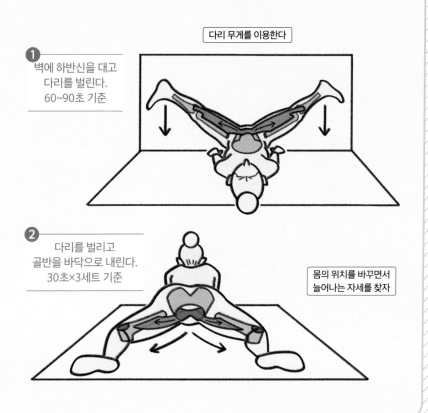

다리 무게를 이용한다

1 벽에 하반신을 대고 다리를 벌린다. 60~90초 기준

2 다리를 벌리고 골반을 바닥으로 내린다. 30초×3세트 기준

몸의 위치를 바꾸면서 늘어나는 자세를 찾자

해설 내전근을 늘이는 방법에는 두 가지가 있다. 하나는 벽에 엉덩이를 댄 다음 다리를 벌려 무게를 이용해 내전근을 늘이는 방법으로 무릎 안쪽까지 늘일 수 있다. 다른 하나는 엎드린 자세에서 무릎을 구부려 골반을 바닥에 가까워지게 하는 방법으로 짧아진 내전근에 포커스를 맞춘다. 다리를 벌리기 어려운 경우에는 외전근 푸는 법 (P74)도 효과적이다.

종아리 근육(심부)이란

발의 내측 아치를 끌어올리는 데 중요한 근육이다

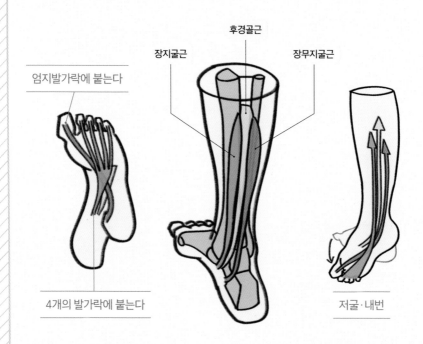

후경골근

장지굴근

장무지굴근

엄지발가락에 붙는다

4개의 발가락에 붙는다

저굴·내번

해설 종아리의 심부에는 3개의 근육이 있는데, 각각 발바닥의 중앙, 엄지발가락, 나머지 4개의 발가락으로 연결된다. 이 근육은 발목을 저굴·내번시키고 발바닥의 아치를 지탱하는 역할을 한다. 딱딱하게 뭉치면 아치가 낮아지거나 높아져 신체와 다리의 안정성에 영향을 미치고, 외측 하중과 X다리의 원인이 되기도 한다.

종아리(심부) 푸는 법

**근육에 직접 닿기는 힘들지만
막을 통해 푼다는 느낌으로 하자**

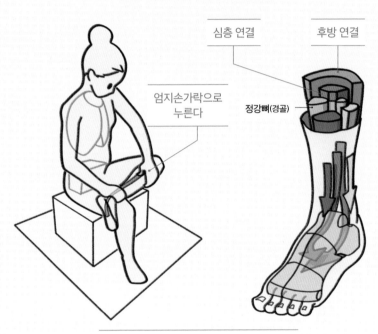

심층 연결

후방 연결

엄지손가락으로
누른다

정강뼈(경골)

정강뼈(경골)와 '후방 연결'의 사이를 누른다.
60~90초 기준

해설 이 근육을 풀기 위해서는 '후방 연결'과 정강뼈 사이를 손가락을 압박한다. 심부에 있기 때문에 근육에 직접 닿는 느낌은 약하지만, 손가락으로 지그시 눌러 저항이 있는 방향으로 근막을 조금씩 미끄러뜨리면 이완된다. 정강뼈 경계에 손가락을 넣어 조직을 떼어내듯이 움직이는 것이 요령이다.

연결 풀어주기

'연결'을 하나로 모은다는 이미지다

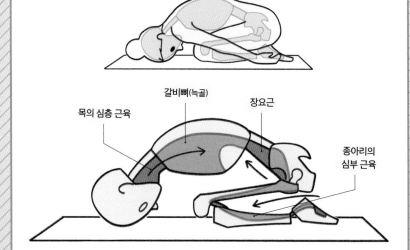

목의 심층 근육

갈비뼈(늑골)

장요근

종아리의
심부 근육

몸을 둥글게 말고 2~3분 정도 힘을 뺀다

'심층 연결'을 풀 때는 몸을 둥글게 마는 방법을 추천한다. 근막은 조직끼리 모여 있으면 풀기 쉽다. 예를 들어 텐트의 펙을 빼기 위해 일단 로프를 펙에 가까이 가져가는 느낌이다. '심층 연결'뿐만 아니라 척추도 이완되어 신경계가 안정된다.

제 6 장

운동

연결 케어

운동 연결의 전체 모습

전방, 후방, 외측 3가지 연결이 있다

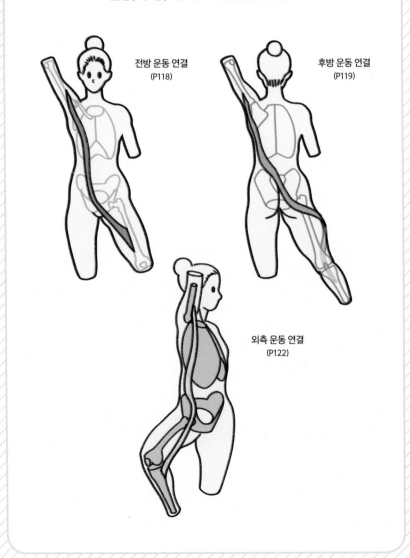

전방 운동 연결
(P118)

후방 운동 연결
(P119)

외측 운동 연결
(P122)

연결의 기능에 관하여

'운동 연결'에는 신체의 앞뒤를 교차하는 '전·후방 운동 연결'과 팔에서 무릎까지 측면을 연결하는 '외측 운동 연결'이 있다. '전·후방 운동 연결'은 대각선상의 팔과 다리를 가까워지게 하는 축구나 야구 같은 많은 스포츠에서 사용된다. 양측이 동시에 작용하면 신체를 앞뒤로 구부리는 동작이 가능하다. '외측 운동 연결'은 링 운동이나 턱걸이, 수영의 자유형 같은 운동 시 체간을 안정시키면서 팔을 움직일 때 활약한다.

셀프 케어 힌트

'운동 연결'은 일상에서 많이 사용되기 때문에 공이나 스트레칭으로 개개의 근육을 풀고 운동성을 높이는 '움직임 계통 운동'을 추천한다. 스트레칭에는 지그시 누르는 방법과 수축과 신장을 리드미컬하게 반복하는 방법이 있는데, 특히 '전·후방 운동 연결'에서는 신체를 교차하는 근육과 근막을 동적으로 움직이는 케어법이 효과적이다.

좀 더 자세히

'운동 연결'이 기능하려면 어깨뼈(견갑골), 체간, 고관절의 가동 범위가 중요하다. 큰 동작을 부드럽게 수행하려면 심부 근육의 지지가 필요한데, 이것이 움직임의 초기 동작을 만들고 표층 근육이나 '운동 연결'이 그 움직임을 증폭시킨다. 운동 습관이 없는 사람이나 심부 근육이 약한 사람이 과도하게 가동 범위를 넓히면 부상 위험이 높아지므로 주의해야 한다.

전방 운동 연결

스포츠나 운동에 자주 사용되는 연결이다

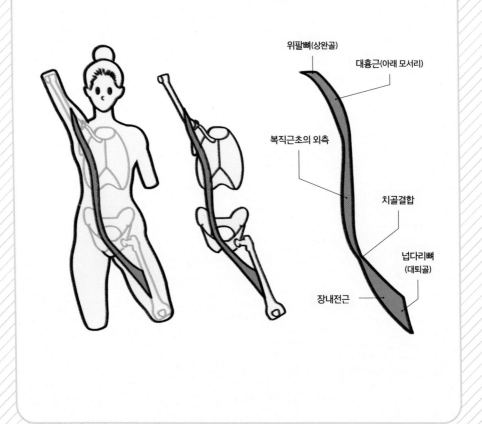

위팔뼈(상완골)

대흉근(아래 모서리)

복직근초의 외측

치골결합

넙다리뼈
(대퇴골)

장내전근

해설 | 이 연결은 대흉근에서 복직근을 지나 반대쪽에 있는 안쪽 허벅지로 연결된다. 대각
선상에 있는 팔과 다리를 신체 앞쪽으로 가까워지게 하는 작용을 하는데, 굳으면
팔과 다리를 뒤로 크게 움직이는 동작이 어려워진다. 복직근과의 연동이 적으면 장
력을 사용하지 않고 팔과 다리에 의지하여 움직이기 쉽다.

후방 운동 연결

'전방 운동 연결'과 세트로 작용한다

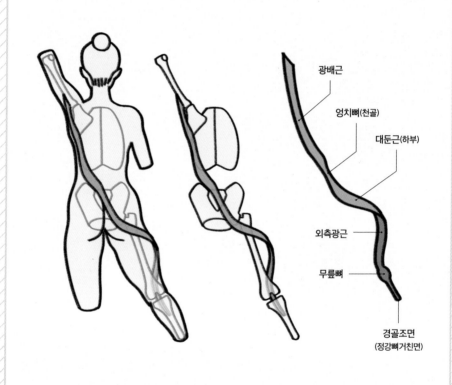

광배근

엉치뼈(천골)

대둔근(하부)

외측광근

무릎뼈

경골조면
(정강뼈거친면)

해설 이 연결은 한쪽 팔에서 비스듬히 등을 가로질러 반대쪽 엉덩이와 무릎으로 연결된다. 대각선상에 있는 팔과 다리를 뒤쪽에서 가까워지게 하는 역할을 한다. 굳으면 골프 스윙이나 야구 배팅을 원활하게 하기 어렵고 동작의 가동 범위가 좁아진다. 또한, 신체를 젖히는 동작에도 영향을 준다.

전방 운동 연결의 활성화

처음에는 가볍게 스윙하면서 점점 동작을 크게 한다

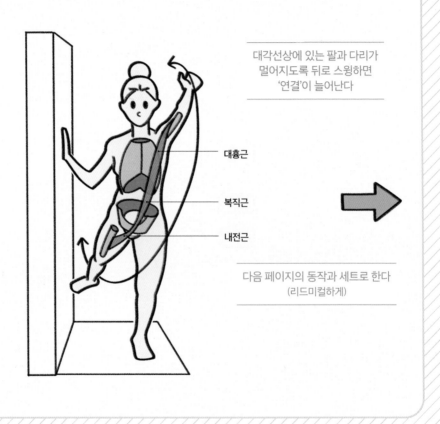

대각선상에 있는 팔과 다리가
멀어지도록 뒤로 스윙하면
'연결'이 늘어난다

대흉근

복직근

내전근

다음 페이지의 동작과 세트로 한다
(리드미컬하게)

해설 벽에 손을 짚고 대각선상에 있는 팔과 다리를 뒤쪽에서 서로 가까워지도록 움직인다. 전방 연결이 늘어나면 장력이 생겨 다음 페이지처럼 팔과 다리가 앞쪽에서 가까워지는 움직임이 촉진된다. 리드미컬하게 반복하며 처음에는 작게 움직이다가 점점 크게 움직이자. 이 동작에서는 다른 연결도 함께 작용한다.

후방 운동 연결의 활성화

늘어나고 있는지보다 잘 수축하고 있는지를 느끼자

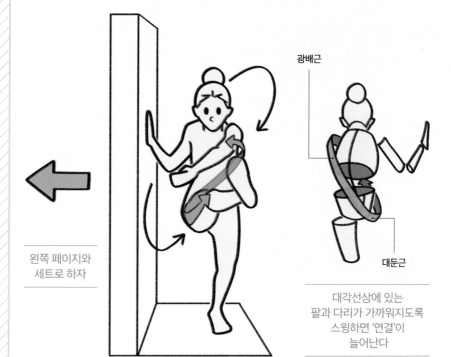

광배근

왼쪽 페이지와
세트로 하자

대둔근

대각선상에 있는
팔과 다리가 가까워지도록
스윙하면 '연결'이
늘어난다

해설
팔과 다리를 앞뒤로 리드미컬하게 스윙한다. '수축하는 쪽'을 의식하는 것이 중요
하다. 예를 들어 팔과 다리가 신체 앞에 있을 때는 전방 연결을 수축시킨다는 느낌
으로 한다. 한쪽이 수축하면 반대쪽 연결이 자연스럽게 늘어난다. 익숙해지면 손을
떼고 좀 더 크게 움직이면 더욱 효과적이다.

외측 운동 연결 늘이는 법

주로 광배근과 외복사근이 늘어난다

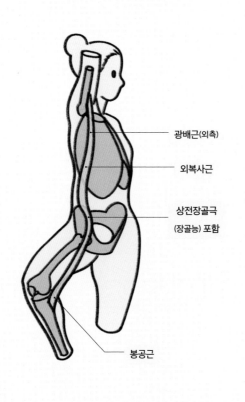

광배근(외측)

외복사근

상전장골극
(장골능) 포함

봉공근

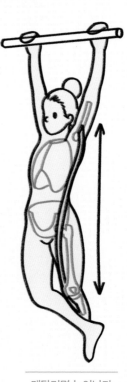

매달리면 늘어난다

해설 이 연결은 턱걸이나 링 운동에서 신체를 안정시킬 때 작용한다. 이 연결을 늘이려면 철봉이나 턱걸이 바에 매달리는 것이 효과적이다. 광배근과 외복사근은 비교적 늘이기 쉽지만, 봉공근은 비스듬히 주행하기 때문에 늘이기 어렵다. 따라서 내전근을 늘이는 스트레칭이 필요하다.

제 **7** 장

___

팔의

연결 케어

___

팔의 연결 전체 모습

앞과 뒤에서 각각 표층과 심층으로 나뉜다

전방 연결(표층)
(P126)

전방 연결(심층)
(P127)

후방 연결(표층)
(P128)

후방 연결(심층)
(P129)

연 결 의 기 능 에 관 하 여

팔에는 4개의 연결이 있으며 앞뒤로 각각 2개, 표층과 심층으로 나뉜다. '팔의 연결'은 어깨, 팔꿈치, 손목, 손가락의 조합으로 다양한 움직임이 가능하다. 표층 연결은 큰 동작을 담당하는 아웃 머슬로 작용하고, 심층 연결은 이너 머슬로 움직임을 보충하는데, 이로써 동작 전체가 부드럽게 수행된다.

셀 프 케 어 힌 트

팔은 다른 부위에 비해 케어가 부족하기 쉬운데, 일상생활에서 항상 사용하기 때문에 정기적으로 관리해 줘야 한다. '팔의 연결'은 체간에 연결되어 있어 등이 구부정한 사람이나 어깨 결림이 있는 사람은 팔만 풀어줘도 체간 케어의 밑바탕이 된다. 또한, 갈비뼈(늑골) 주변의 근막이 뭉치면 움직임이 제한되어 호흡이 얕아지기 쉽다. 어깨뼈(견갑골), 빗장뼈(쇄골), 팔이 체간에서 분리되어 움직이는 느낌이 중요하다.

좀 더 자 세 히

목에서 팔에 걸쳐 여러 개의 신경이 지나는데, 특수한 자세에서 스트레칭하면 신경의 활주성을 높일 수 있다. 이를 통해 어깨 결림이나 팔에 힘이 빠지는 증상을 해소할 수 있다. 신경계 스트레칭은 여기서는 소개하지 않지만, 인터넷에서 검색해 보면 자세한 운동법을 찾을 수 있을 것이다.

팔의 전방 연결(표층)이란

광배근에도 붙어 있으며
팔의 여러 동작에 관여하는 연결이다

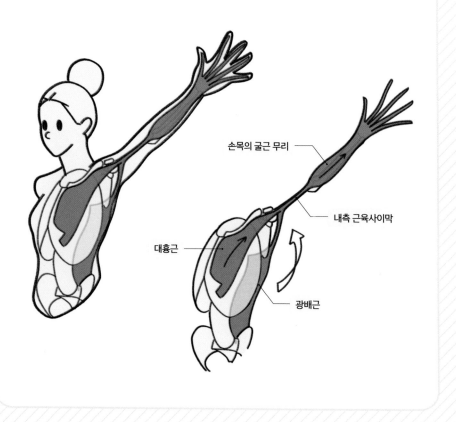

손목의 굴근 무리

내측 근육사이막

대흉근

광배근

해설 '팔의 전방 연결(표층)'은 가슴과 척추에서 손바닥까지 이어져 있다. 물건을 쥐는 동작이나 신체의 앞쪽에서 일어나는 동작에 관여하는 근육이 많아서, 딱딱하게 굳으면 가슴이나 팔의 앞면이 짧아져 신체가 안으로 말리기 쉽다. 이를 예방하려면 '팔의 전방 연결'의 표층·심층을 함께 케어해야 한다.

팔의 전방 연결(심층)이란

물건을 잡을 때 엄지손가락을 조절한다

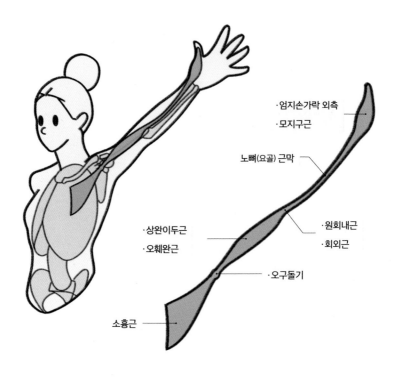

·엄지손가락 외측
·모지구근
노뼈(요골) 근막
·원회내근
·회외근
·상완이두근
·오훼완근
·오구돌기
소흉근

해설 '팔의 전방 연결(심층)'은 가슴 안쪽에서 어깨뼈(견갑골)를 끼고 엄지손가락으로 연결된다. '팔의 전방 연결(표층)'과 연동하여 몸 앞쪽에서의 움직임과 물건을 쥐는 동작을 수행한다. 스마트폰을 쓰거나 아기를 안는 등의 동작으로 혹사시키기 쉬워 엄지손가락을 자주 사용하는 치료사 등도 이 연결의 케어가 필요하다.

팔의 후방 연결(표층)이란

테니스의 백핸드나 물건을 들 때 작용한다

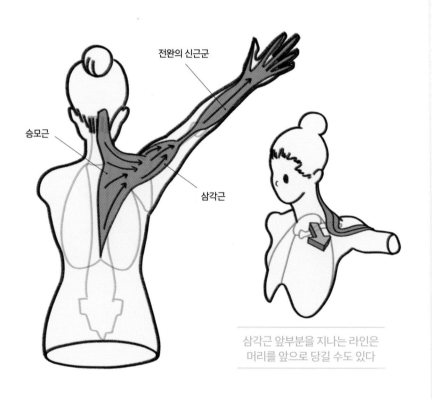

전완의 신근군

승모근

삼각근

삼각근 앞부분을 지나는 라인은
머리를 앞으로 당길 수도 있다

해설 '팔의 후방 연결(표층)'은 후두부와 척추에서 손등까지 뻗어 있다. 무거운 물건을 들 때는 근육뿐만 아니라 이 연결의 장력이 작용한다. 키보드 사용처럼 손목을 젖히는 동작을 많이 하면 이 연결을 통해 긴장이 어깨로 전달된다. 팔 전체에 대한 케어는 어깨 결림 증상에 효과적이다.

팔의 연결 - 05

팔의 후방 연결(심층)이란

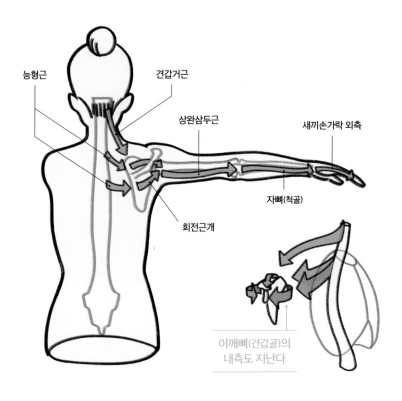

어깨관절을 안정시키는 연결이다

능형근

견갑거근

상완삼두근

새끼손가락 외측

자뼈(척골)

회전근개

어깨뼈(견갑골)의
내측도 지난다

해설 '팔의 후방 연결(심층)'은 척추에서 어깨뼈·어깨관절을 감싸듯이 지나 새끼손가락까지 연결된다. 어깨의 심층 근육을 경유하기 때문에 어깨의 안정성에 매우 중요한 연결이다. 팔과 어깨를 후방으로 움직이는 근육이 많아 등으로 어깨뼈를 모으기 어려운 사람은 이 연결을 케어하자.

대흉근·소흉근이란

어깨가 안으로 말린 사람은 체크해야 할 근육이다

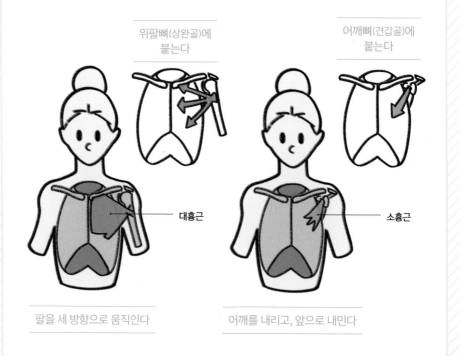

위팔뼈(상완골)에
붙는다

어깨뼈(견갑골)에
붙는다

대흉근

소흉근

팔을 세 방향으로 움직인다

어깨를 내리고, 앞으로 내민다

해설 대흉근은 가슴에서 팔뼈에 붙어 팔을 안쪽으로 움직이게 하는 근육이다. 이에 반해 소흉근은 가슴에서 어깨뼈에 붙어 어깨를 내리는 동작을 수행하며, 어깨를 앞으로 내미는 작용도 있어 딱딱하게 굳으면 어깨가 안쪽으로 말리기 쉽다. 소흉근은 어깨뼈뿐만 아니라 근막적으로 빗장뼈(쇄골)에도 연결되므로 어깨관절의 움직임에도 영향을 미친다.

팔의 연결 - 07

대흉근을 자세히

대흉근은 이 3가지 움직임과 함께 팔의 내회전에도 관여한다

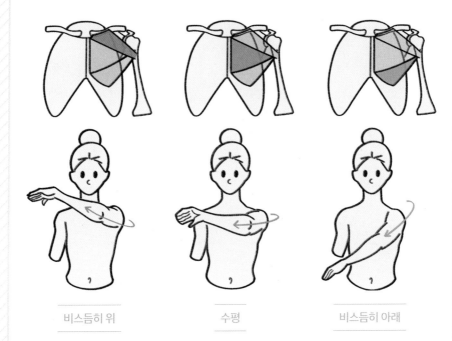

| 비스듬히 위 | 수평 | 비스듬히 아래 |

해설 대흉근은 빗장뼈(쇄골), 복장뼈(흉골), 갈비뼈(늑골)에 부착하며 팔을 세 방향으로 움직이는 역할을 한다. 빗장뼈를 향해 비스듬히 위로, 복장뼈를 향해 수평으로, 갈비뼈와 복직근을 향해 비스듬히 아래로 팔을 움직인다. 트레이닝이나 스트레칭을 할 때는 이 세 방향을 의식해서 하자.

대흉근·소흉근 푸는 법

폼롤러를 비스듬히 두고 이완시키는 방법도 추천한다

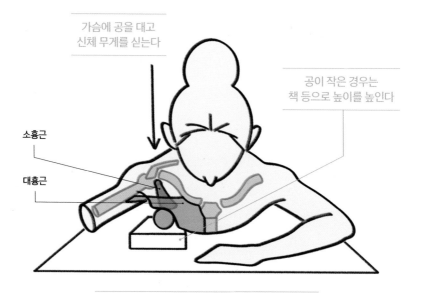

가슴에 공을 대고
신체 무게를 싣는다

공이 작은 경우는
책 등으로 높이를 높인다

소흉근

대흉근

대흉근은 크기 때문에 대는 위치를 바꾸면서 하자

60~90초 기준

해설 가슴에 있는 두 근육을 풀기 위해서는 바닥에 둔 공에 가슴을 댄다. 대흉근은 넓은 근육이므로 공의 위치를 바꾸면서 골고루 풀어준다. 소흉근은 약간 외측에 있어 등이 구부정하거나 책상에 오래 앉아 있는 사람은 뭉치기 쉬운 근육이기 때문에 충분히 풀어주면 어깨가 펴지면서 바른 자세 취하기가 쉬워진다.

대흉근·소흉근 늘이는 법

유연성은 사람마다 다르므로 자신에게 효과적인 각도를 찾자

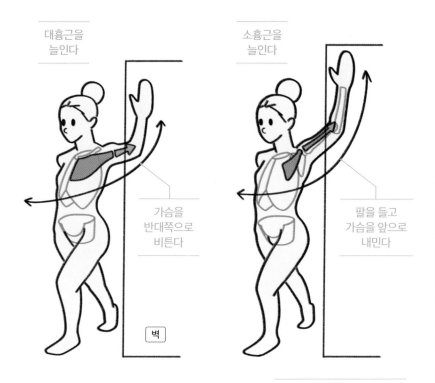

대흉근을
늘인다

소흉근을
늘인다

가슴을
반대쪽으로
비튼다

팔을 들고
가슴을 앞으로
내민다

벽

양쪽 모두 30초×2세트 기준

해설 대흉근을 늘이려면 벽이나 기둥 뒤편에 손을 대고 가슴을 내밀면서 체간을 반대쪽으로 비튼다. 소흉근은 어깨뼈(견갑골)에서 상완이두근으로 연결되므로 팔의 각도를 높여 대흉근과 마찬가지로 늘인다. 능형근과 전거근 등을 먼저 풀어주면 스트레칭을 더 쉽게 할 수 있다.

승모근·견갑거근이란

승모근은 빗장뼈(쇄골) 일부에도 붙어 있다

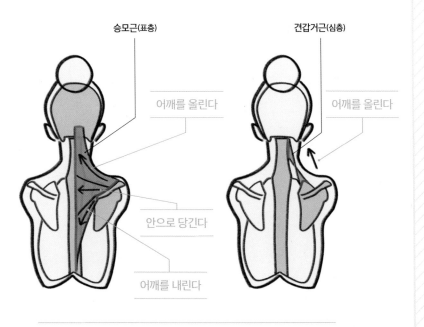

승모근(표층)

견갑거근(심층)

어깨를 올린다

어깨를 올린다

안으로 당긴다

어깨를 내린다

두 근육은 어깨뼈(견갑골)를 고정시키면 머리와 목을 움직이게 한다

해설 승모근은 어깨뼈와 빗장뼈에서 후두부·등뼈(흉추)에 걸친 넓은 근육으로 팔을 올리고, 등 쪽으로 모으고, 내리는 동작을 한다. 견갑거근은 어깨뼈에서 목뼈(경추)로 이어져 어깨뼈를 위로 끌어올리는 역할을 한다. 머리가 앞으로 지나치게 나오면 이러한 근육이 긴장되어 목과 머리의 움직임이 제한된다.

승모근·견갑거근을 자세히

머리 무게로 인해 당겨져 긴장하고 있는 경우가 많다

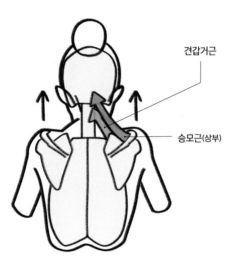

견갑거근

승모근(상부)

어깨가 올라가 있는 사람은
두 근육을 이완시킨다

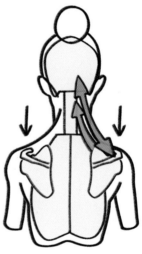

어깨가 내려가 있는 사람은
견갑거근만 이완시킨다

해설 승모근과 견갑거근은 함께 어깨를 올리는 역할을 한다. 어깨가 위로 올라간 사람은 두 근육을 이완시키는 방법을 추천한다. 타고난 골격, 혹은 승모근의 근력 부족 탓에 어깨가 내려간 사람은 일반적으로 견갑거근만 이완시킨다. 어깨는 체간이 안정된 상태에서는 힘이 줄어들기 때문에 체간을 정리하는 케어도 같이 하자.

승모근·견갑거근 푸는 법

목·어깨의 경사진 부위를 이완시킨다

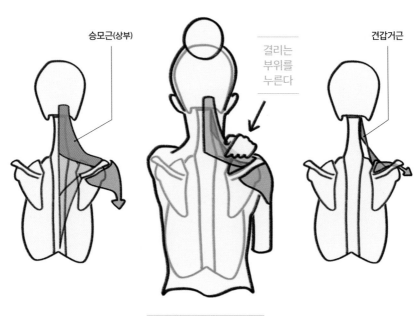

승모근(상부)

걸리는
부위를
누른다

견갑거근

단단한 곳을 찾아 누른다

60~90초 기준

해설
승모근(상부)을 풀기 위해서는 목과 어깨가 연결되는 경사 부위를 손가락으로 누른다. 견갑거근은 어깨뼈(견갑골)의 '위 모서리' 부근을 눌러 이완시킨다. 승모근은 어깨의 삼각근과도 연결되고, 견갑거근은 회전근개로 연결된다. 이러한 근육도 함께 풀어주면 좀 더 효과적이다.

팔 의 연 결 - 1 3

승모근 늘이는 법

어깨를 최대한 내리면 늘어나는 감각이 증가한다

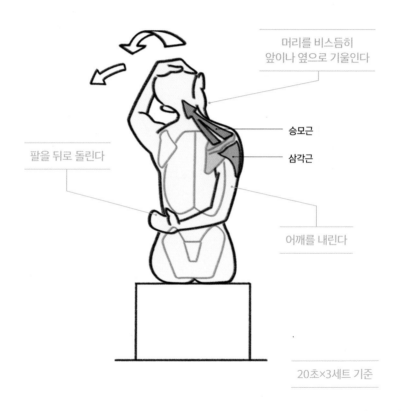

머리를 비스듬히
앞이나 옆으로 기울인다

승모근

삼각근

팔을 뒤로 돌린다

어깨를 내린다

20초×3세트 기준

해설 승모근을 늘이려면 한쪽 팔을 등 뒤로 돌리고 반대쪽 손으로 머리를 비스듬히 앞이나 옆으로 기울인다. 머리를 옆으로 기울이면 승모근의 빗장뼈(쇄골) 부근이 늘어나고, 비스듬히 앞으로 기울이면 어깨뼈(견갑골) 부근이 늘어난다. 어깨를 최대한 내려 승모근 부착부가 있는 빗장뼈와 어깨뼈를 내리자.

보충 승모근의 중부·하부는 능형근의 스트레칭에서도 늘일 수 있다.

삼각근이란

삼각근을 사용할 때는 회전근개의 작용이 중요하다

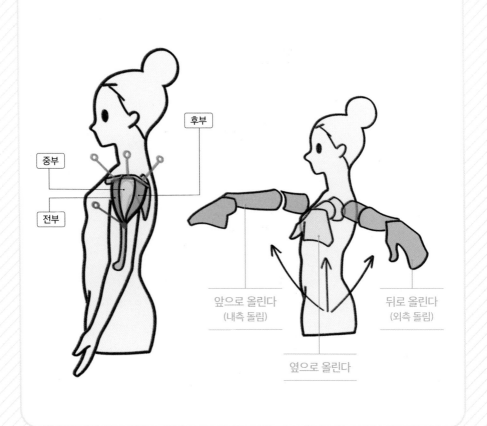

후부

중부

전부

앞으로 올린다
(내측 돌림)

옆으로 올린다

뒤로 올린다
(외측 돌림)

해설 삼각근은 승모근이 어깨 쪽으로 연장된 부위에서 시작해 팔의 외측에 붙는다. 전부, 중부, 후부로 나뉘며 각각의 방향으로 팔을 올리는 동작을 지지한다. 무거운 물건을 들거나 장시간 책상 업무를 하면 긴장이 승모근으로 전달되어 딱딱해지거나 어깨가 결리기 쉽다.

삼각근 늘이는 법

삼각근은 부위마다 늘이는 방법이 다르다

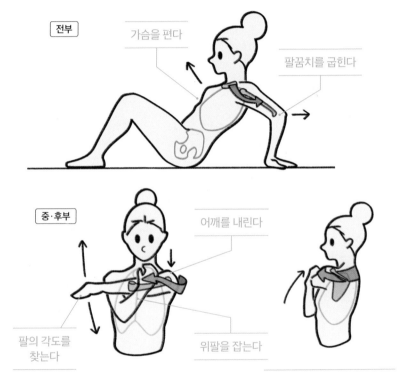

전부

가슴을 편다

팔꿈치를 굽힌다

중·후부

어깨를 내린다

팔의 각도를 찾는다

위팔을 잡는다

양쪽 모두 30초×2세트 기준

> **해설** 삼각근은 앞과 뒤로 나누어 늘인다. 전부(앞부분)는 팔꿈치를 굽힌 상태에서 팔을 후방에 두고 가슴을 펴듯 늘인다. 후부(뒷부분)는 한쪽 팔을 반대쪽 손으로 신체와 가까워지도록 잡고 늘인다. 삼각근은 위팔에 부착되어 있으므로 팔꿈치 위를 잡으면 효과적이다. 이때 어깨가 올라가지 않도록 주의하자.

회전근개란

어깨를 안정적으로 사용하는 데 중요한 근육이다

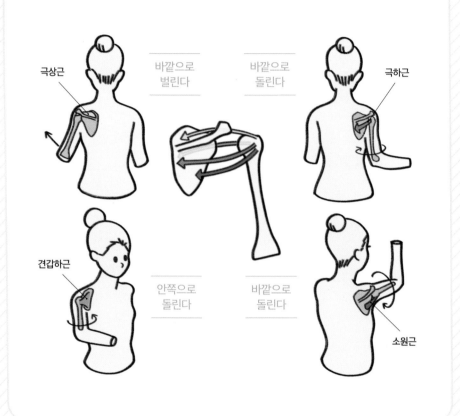

극상근

바깥으로
벌린다

바깥으로
돌린다

극하근

견갑하근

안쪽으로
돌린다

바깥으로
돌린다

소원근

해설 회전근개는 4개의 작은 근육을 총칭한다. 어깨뼈(견갑골)에서 팔에 붙어 어깨관절을 감싸듯이 배치되어 있다. 이러한 근육은 어깨관절을 안정시키고 어깨의 섬세한 움직임을 조절한다. 딱딱하게 굳으면 오십견을 유발하기 쉽고 삼각근 주변의 통증을 일으키기 쉽다.

회전근개 늘이는 법

**양쪽 팔을 한꺼번에 하기 어려운 사람은
한쪽씩 늘여도 좋다**

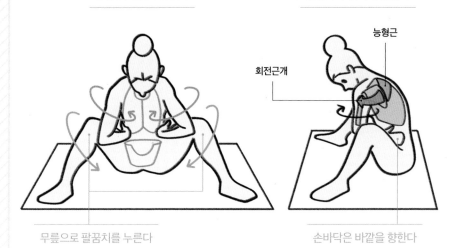

팔을 안쪽으로 돌린다

등을 구부정하게 만든다

능형근

회전근개

무릎으로 팔꿈치를 누른다

손바닥은 바깥을 향한다

20초×2세트 기준

해설 회전근개를 늘이려면 바닥에 앉아 손등을 배의 측면에 대고 양 무릎으로 팔꿈치를 내측으로 밀어서 늘인다. 이때 등은 구부정하게 만든다. 양쪽 팔을 한꺼번에 하기 어려운 사람은 한쪽씩 해도 좋다. 늘이는 쪽 팔꿈치에 수건을 걸어 반대쪽 손으로 잡아당기면 좀 더 쉽게 늘일 수 있다.

상완이두근이란

손바닥을 외측으로 돌리는 동작(회외)에도 작용한다

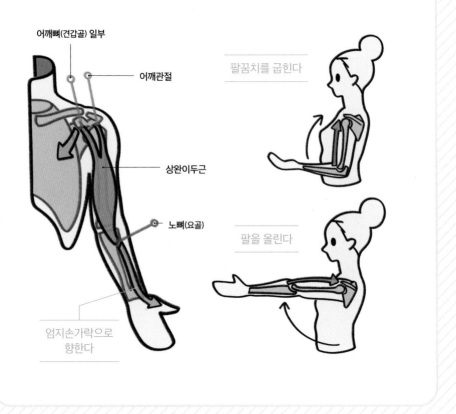

어깨뼈(견갑골) 일부

어깨관절

상완이두근

노뼈(요골)

엄지손가락으로 향한다

팔꿈치를 굽힌다

팔을 올린다

해설
상완이두근은 두 갈래의 근육이 어깨에서 아래팔에 붙어 있다. 어깨와 팔꿈치의 두 관절을 지나므로 팔을 올리고 팔꿈치를 굽히는 동작을 한다. 두 갈래 중 하나는 어깨관절에 부착부가 있어 어깨 문제와 깊은 관계가 있다. 상완이두근 전체가 굳으면 팔을 뒤로 움직이기 어렵고 팔꿈치도 펴기 어렵다.

상완이두근을 자세히

어깨뼈가 전방 경사되면 새우등이 되기 쉽다

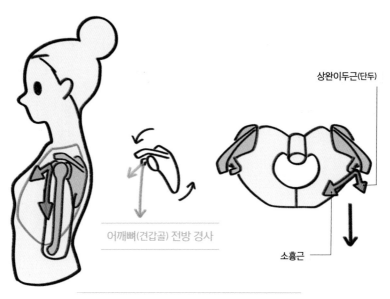

상완이두근(단두)

어깨뼈(견갑골) 전방 경사

소흉근

양쪽 모두 어깨뼈(견갑골)의 일부를 앞으로 당긴다

해설 상완이두근은 어깨뼈를 지나 가슴의 소흉근으로 연결되며 어깨뼈를 앞으로 당기는 위치에 있다. 어깨가 안으로 말리는 현상을 예방하려면 가슴 근육과 상완이두근, 삼각근 등 팔의 앞쪽에 있는 근육을 풀어줄 필요가 있다. 또한, 어깨가 뒤로 움직이려면 뒤쪽에 있는 근육의 유연성도 중요하다.

상완삼두근이란

그림에서는 보이지 않지만 삼두근은 안쪽에 하나 더 있다

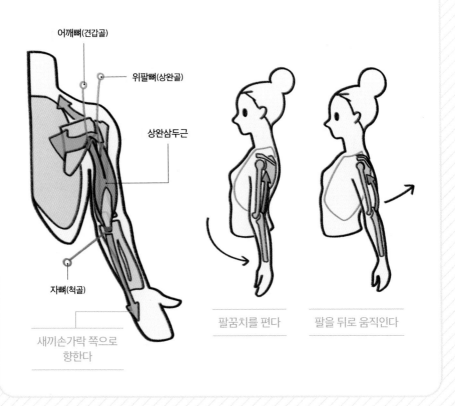

어깨뼈(견갑골)

위팔뼈(상완골)

상완삼두근

자뼈(척골)

새끼손가락 쪽으로
향한다

팔꿈치를 편다

팔을 뒤로 움직인다

해설 상완삼두근은 어깨뼈와 위팔뼈에서 팔꿈치머리에 붙어 있다. 기본적으로는 팔꿈치를 펴는 근육이지만, 어깨뼈에 붙은 부분은 팔을 뒤쪽으로 움직이는 역할도 한다. 딱딱하게 굳으면 팔을 올리거나 팔꿈치를 굽히는 동작을 하기 어렵다. 능형근 등도 팔을 뒤로 움직이는 중요한 근육이다.

상완삼두근을 자세히

회전근개가 굳으면 통증이 발생하기 쉽다

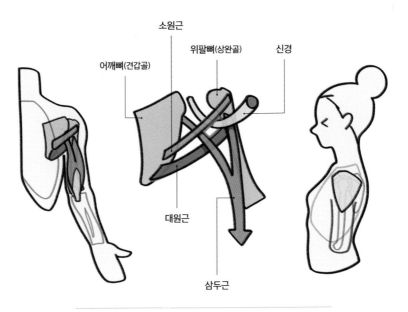

소원근

위팔뼈(상완골)   신경

어깨뼈(견갑골)

대원근

삼두근

이 신경이 압박되면 삼각근 주변에 통증이 발생하기 쉽다

해설 상완삼두근과 회전근개 사이에는 신경이 지나는 사각형의 공간이 있어, 이러한 근육이 굳으면 신경이 압박되어 삼각근에 통증을 느끼기 쉽다. 특히 팔을 올리는 동작에서 근육이 늘어나지 않으면 공간이 좁아져 통증이 쉽게 유발된다. 회전근개 스트레칭 등을 추천한다.

상완이두근 늘이는 법

이 스트레칭은 삼각근의 앞부분도 늘인다

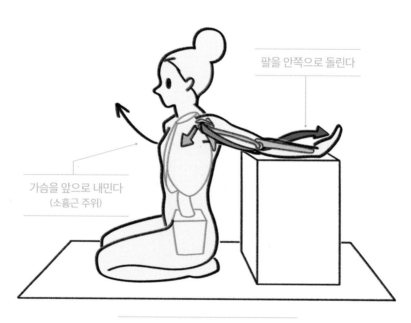

팔을 안쪽으로 돌린다

가슴을 앞으로 내민다
(소흉근 주위)

밸런스볼이나 침대에 손을 올려도 좋다

30초×2세트 기준

해설 상완이두근을 늘이려면 뒤쪽에 밸런스볼이나 받침대를 준비하고 팔을 안쪽으로 돌려서 올린다. 그리고 가슴을 앞으로 내밀어 팔꿈치와 멀어지게 한다. 이 근육은 손바닥을 위로 향하게 하는 근육이므로 내측으로 돌리면 효과적으로 스트레칭할 수 있다. 이때 어깨를 너무 많이 올리지 않는 것이 요령이다.

상완삼두근 늘이는 법

스스로 팔꿈치를 잡지 못할 때는 바닥이나 벽을 이용하자

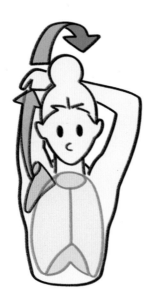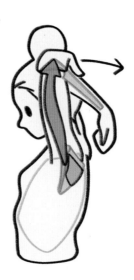

반대쪽 손으로 잡고 후방으로 눌러서 늘인다.
30초×2세트 기준

> **해설** 상완삼두근을 늘이려면 팔꿈치를 올리고 반대쪽 손으로 잡아 팔꿈치를 후방으로 밀어낸다. 이때 어깨뼈(견갑골)는 자연스럽게 외측으로 이동하므로 능형근도 움직인다. 늘이는 요령은 올린 쪽 팔꿈치를 최대한 구부리는 것이다. 더 늘이고 싶을 때는 벽에 팔꿈치를 대고 몸을 기울여서 늘이는 방법도 추천한다.

아래팔(전완) 늘이는 법

비트는 동작은 손목에 부담이 되지 않을 정도로

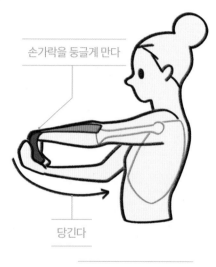

손가락을 둥글게 만다

당긴다

아래팔의 신근을 늘인다

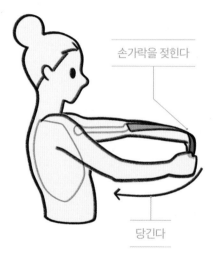

손가락을 젖힌다

당긴다

아래팔의 굴근을 늘인다

양쪽 모두 30초×2세트 기준

해설

아래팔에는 손목을 젖히는 신근과 손목을 구부리는 굴근이 있다. 신근을 늘이려면 한쪽 손으로 반대쪽 손목과 손가락을 둥글게 말면서 몸 쪽으로 당긴다. 굴근을 늘이려면 마찬가지로 반대쪽 손으로 손목과 손가락을 젖힌다. 손목을 똑바로 펴고 팔을 조금 비틀면 다른 신장감을 느낄 수 있다.

제 8 장

연결 케어
총정리

개선 힌트

전체를 시야에 두고 세세한 부분을 체크하자

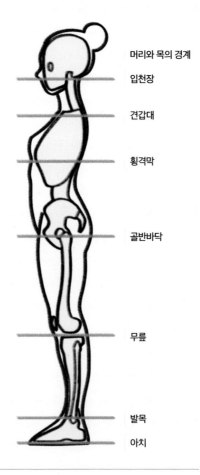

- 머리와 목의 경계
- 입천장
- 견갑대
- 횡격막
- 골반바닥
- 무릎
- 발목
- 아치

이러한 부위의 수평성을 되돌리는 것이 이상적이다
(수평성이란 정확히 수평이어야 한다는 뜻은 아니므로 주의)

보충) 머리와 목의 경계선은 생략했다.

신체를 개선하는 과정에서 하나의 지표로 삼으면 좋은 것은 부위별로 수평성을 의식하는 것이다. 신체에는 항상 중력이 작용하는데, 이 수평성이 유지되어 있을 때가 중력에 신체가 무너지지 않는 이상적인 상태라고 할 수 있다.

예를 들어 빈 깡통을 위에서 밟아 찌그러뜨리려면 힘이 들지만, 조금 오목하게 만들어 윗면과 아랫면이 수평 상태가 아니게 되면 쉽게 찌그러진다.

신체도 마찬가지다. 각 부위의 수평성을 유지해야 위에서 가해지는 중력에 무너지지 않고, 마치 공이 튀어 오르듯 중력이 몸 안에서 신체 위쪽으로 튀어 오르게 된다. 요컨대 중력 덕분에 바른 자세를 유지할 수 있는 셈이다.

이번 장에서는 '근육의 연결'에 접근할 때 이미지화하기 쉽도록 설명한다. 실제로는 복잡하게 뒤얽혀 있지만, 차근차근 이해하면 여러 동작에 응용할 수 있게 된다. 모쪼록 신체의 수평성을 되찾도록 다양한 시행착오를 겪으면서 케어하기를 바란다.

마지막으로 덧붙이고 싶은 말은 '완벽을 추구하지 말자'다. '아직 양쪽에 몇 밀리미터 차이가 있어서 뭔가 이상해' 같은 말로 집착하지 않는 것이 중요하다. 신체는 스스로 현명하게 균형을 유지하게 마련이다. 무엇이든 적당히 하는 것이 가장 좋다.

전방 연결

전체적으로 이완시키면 신체 앞면이 펴진다

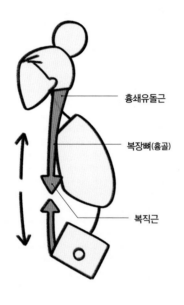

흉쇄유돌근

복장뼈(흉골)

복직근

두덩뼈(치골)에서 귀 뒤까지가
멀어지도록 이완시킨다

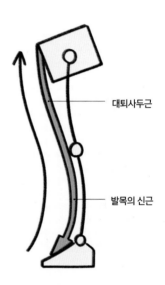

대퇴사두근

발목의 신근

발등에서 골반 앞쪽까지
이완시킨다

해설 '전방 연결'에 접근할 때는 두덩뼈에서 귀 뒤까지의 조직을 치켜세우듯 끌어올려 머리 위치를 원상태로 되돌리자. 하반신에서는 골반을 전방 경사시키는 대퇴사두근을 메인으로 골반의 수평성을 확보한다. 복직근과 대퇴직근은 서로 잡아당기는 관계이므로 이 점에도 주목하자.

후방 연결

**뒷면이 이완되면
전굴이나 몸을 구부리는 동작이 편해진다**

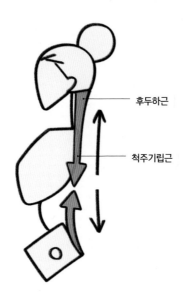

후두하근

척주기립근

후두부에서 엉치뼈(천골)까지가
멀어지도록 이완시킨다

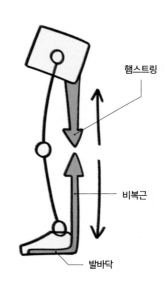

햄스트링

비복근

발바닥

발바닥에서 궁둥뼈(좌골)까지
멀어지도록 이완시킨다

 해설 '후방 연결'에서는 상반신을 이완시키면 앞면에 벌어져 있는 갈비뼈(늑골)와 골반을 원상태로 되돌리기 쉽다. 하반신의 경우 골반의 궁둥뼈·엉치뼈에서 발바닥의 거리가 멀어지도록 이완시키면 골반을 전방 경사시키기 쉬워진다. 요가의 다운독처럼 상반신을 수축하고 하반신을 늘이는 동작도 추천한다.

외측 연결

목의 토대를 바로잡으면 좀 더 접근하기 쉽다

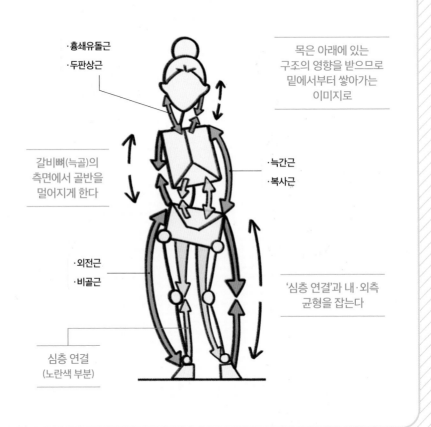

·흉쇄유돌근
·두판상근

목은 아래에 있는
구조의 영향을 받으므로
밑에서부터 쌓아가는
이미지로

갈비뼈(늑골)의
측면에서 골반을
멀어지게 한다

·늑간근
·복사근

·외전근
·비골근

'심층 연결'과 내·외측
균형을 잡는다

심층 연결
(노란색 부분)

'외측 연결'은 정면에서 봤을 때 부위의 좌우 차이를 체크하면서 짧아진 쪽을 이완시킨다. 하반신에서는 '심층 연결'과 내·외측 균형을 잡도록 이완시킨다. 신체는 그림처럼 단순히 옆 방향으로만 불균형한 것이 아니므로 '나선 연결'과 함께 고려해야 한다.

나선 연결

**'나선 연결'은 복합적으로 작용하도록
유도하는 것이 효과적이다**

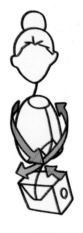

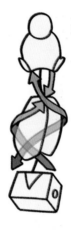

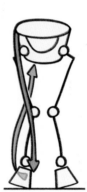

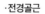

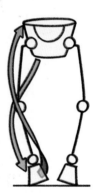

·전거근
·복사근

·판상근
·능형근

·대퇴근막장근
·전경골근

·대퇴이두근
·비골근

뒤틀린 부위를 바로잡는 방향으로 이완시킨다

해설 '나선 연결'은 다른 연결들을 지나는데 하반신은 특히 복잡하다. 따라서 하반신은 발목을 움직이는 근육과 고관절 근육(P92, 93)을 참고하면서 발바닥부터 골반까지 복합적으로 고려해야 한다. 상반신은 배에서 교차된 연결 중 짧아진 쪽의 길이를 늘인다.

심층 연결

발바닥에서 머리 쪽으로 바로 세우듯이 이완시킨다

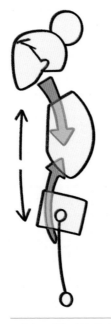

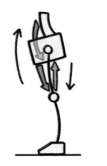 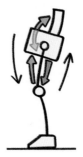

고관절의 균형을 바로잡는다

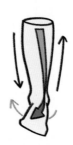 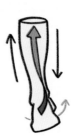

배에 공간을 만들 듯이
이완시킨다

발의 아치를 되돌린다

'심층 연결'은 다른 연결의 균형을 위해 작용한다. 근막의 층으로 생각해 봐도 다른 연결에 먼저 접근하는 편이 '심층 연결'에 접근하기 쉽다. 전체적으로는 발바닥에서 머리 쪽으로 바로 세우듯 이완시켜 신체의 내측 축을 만들어야 한다.

팔의 연결

팔의 연결이 이완되면 체간을 움직이기 쉽다

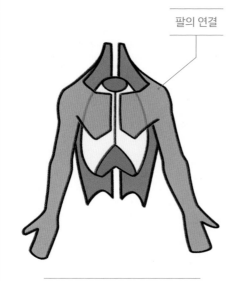

팔의 연결

체간에서 팔을 분리하듯 이미지로
이완시킨다

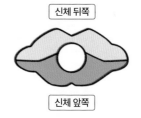

신체 뒤쪽

신체 앞쪽

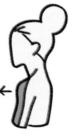 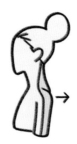

앞뒤로 나누어 생각한다

해설 '팔의 연결'은 체간에서 분리하듯이 이완시킨다. 그리고 앞뒤로 나누어 이완시키는 부위를 생각한다. 앞쪽을 풀어도 어깨가 뒤로 가지 않는 경우는 뒤쪽도 접근하는 게 좋다. 근막층을 적절히 이완시켜 활주성을 원상태로 되돌리면 근육을 사용하기 쉽다.

전문가와 고객을 잇는 다리

전작 《세상에서 가장 알기 쉬운 근육연결도감》이 많은 독자분께 호평을 받았다. 다만 간행 후에 '케어 방안도 알고 싶다', '좀 더 자세한 스트레칭 방법도 있으면 좋겠다'라는 목소리도 많았다. 그래서 두 번째 주제를 '셀프케어'로 정했다.

서두에서도 이야기했듯 케어 방법 이상으로 중요한 것은 '왜 그렇게 하는가' 같은 구조적인 지식이다.

전작에서 '근육의 연결이란 무엇인가'라는 연결에 관한 정보를 메인으로 소개했다면, 이번에는 '셀프케어로 최대 효과를 내기 위해 알아두면 좋은 내용'에 초점을 두면서 구조와 케어법을 되도록 이해하기 쉽게 설명했다.

그리고 전작과 마찬가지로 이번에도 같은 염원을 담았다.

이 책의 그림이 '전문가와 고객을 이어주는 다리' 같은 존재가 되었으면 하는 바람이다.

역시 신체의 구조를 언어로만 설명하기는 매우 어려운 일이다.

필자처럼 말로 설명하는 데 서툴다면 이 책과 함께 시술이나 트레이닝 방법을 설명해 고객과 소통하기를 바란다.

참 고 문 헌

David Lesondak, 《Fascia: What it is and Why it Matters》, Handspring Pub Ltd(2017)

Valerie Delaune, 《Pain Relief with Trigger Point Self-Help》, North Atlantic Books(2011)

Joseph E.Muscolino 《The Muscular System Manual 2nd Edition》, Mosby(2005)

Thomas W. Myers, 《Anatomy Trains: Myofascial Meridians for Manual Therapists and Movement Professionals 3rd edition》, Churchill Livingstone(2014)

Thomas W. Myers, 《Anatomy Trains: Myofascial Meridians for Manual Therapists and Movement Professionals 4th edition》, Elsevier(2020)

James Earls, Thomas W. Myers, 《Fascial Release for Structural Balance》, North Atlantic Books(2010)

James Earls, Thomas W. Myers, 《Fascial Release for Structural Balance, Revised Edition》, North Atlantic Books(2017)

Carla Stecco, 《Functional Atlas of the Human Fascial System》, Churchill Livingstone(2015)

Til Luchau, 《Advanced Myofascial Techniques, Vol. 1: Shoulder, Pelvis, Leg and Foot》, Handspring Publishing(2015)

Til Luchau, 《Advanced Myofascial Techniques: Volume 2: Neck, Head, Spine and Ribs》, Handspring Publishing(2016)

Luigi Stecco, 《Fascial Manipulation Practical Part》, Piccin(2009)

Luigi Stecco, 《Fascial Manipulation Practical Part First Level 2nd edition》, Piccin Nuova Libraria S.p.A(2018)

Luigi Stecco, 《Fascial Manipulation Practical Part Second Level 2nd edition》, Piccin Nuova Libraria S.p.A.(2019)

Luigi Stecco, 《Fascial Manipulation for Musculoskeletal Pain》, Piccin Nuova Libraria S.p.A.(2004)

Eric U. Hebgen, 《Visceral Manipulation in Osteopathy》, Thieme(2010)

Jutta Hochschild, 《Strukturen und Funktionen begreifen, Funktionelle Anatomie 1》, Thieme Georg Verlag(2019)

Jutta Hochschild, 《Strukturen und Funktionen begreifen 02. Funktionelle Anatomie 2》, Thieme Georg Verlag; 3. Auflage.(2012)

Blandine Calais-Germain, 《Anatomy of movement revised edition》, Eastland Press(2007)

노리하키 이치하시, 《신체운동학 관절의 제어기구와 근기능(身体運動学 関節の制御機構と筋機能)》, 메디컬뷰(2017)

하야시 노리오, 《운동요법을 위한 기능해부학적 촉진 기술-상지, 제2판(運動療法のための機能解剖学的触診技術 上肢―改訂第2版)》, 메디컬뷰(2011)

하야시 노리오, 《운동요법을 위한 기능해부학적 촉진 기술-하지·체간, 제2판(運動療法のための機能解剖学的触診技術 下肢·体幹―改訂第2版)》, 메디컬뷰(2012)

하야시 노리오, 《하야시 노리오의 운동기 질환의 기능해부학에 기초한 평가와 해석(林典雄の運動器疾患の機能解剖学に基づく評価と解釈 下肢編)》, 운동과 의학(2018)

구도 신타로, 《운동기능장애의 원인을 알 수 있는 평가 전략(運動機能障害の「なぜ?」がわかる評価戦略)》, 의학서원(2017)

Gray Cook, 《Movement》, On Target Publications(2012)

Eric Franklin, 《Dynamic Alignment Through Imagery》, Human Kinetics(2012)

Michael Schuenke, Erik Schulte, Udo Schumacher, 《Prometheus texto y Atlas de Anatomía / Text and Atlas of Anatomy 3rd edition》, Editorial Medica Panamericana Sa de(2014)

Michael Schuenke, Erik Schulte, Udo Schumacher, Nathan Johnson, 《Thieme Atlas of Anatomy 3rd edition》, Thieme Medical Pub(2021)

Jacqui Greene Haas, 《Dance Anatomy》, Human Kinetics(2017)

Leslie Kaminoff, Amy Matthews, 《Yoga Anatomy 2rd edition》, Human Kinetics(2011)

Rael Isacowitz, Karen Clippinger, 《Pilates Anatomy》, Human Kinetics(2019)

다케이 히토시, 《바르고 이상적인 자세를 되찾는 자세 교과서(正しく理想的な姿勢を取り戻す 姿勢の教科書)》, 나쓰메샤(2015)

Mary Bond, 《The New Rules of Posture》, Healing Arts Press(2010)

아라카와 히로시, 《전문가가 알려주는 근육의 구조·작용 퍼펙트 사전(プロが教える 筋肉のしくみ·はたらきパーフェクト事典)》, 나쓰메샤(2012)

쓰치야 마사토, 《스포츠·건강 만들기 지도에 도움이 되는 자세와 움직임의 이유를 알 수 있는 책(スポーツ·健康づくりの指導に役立つ姿勢と動きの「なぜ」がわかる本)》, 슈와시스템(2012)

후지모토 야스시, 《신체의 홈 포지션(身体のホームポジション)》BAB재팬(2010)

Amy Likar, Barbara Conable, 《Move Well Avoid Injury: What Everyone Needs to Know About the Body; DVD book》, GIA Publications(2010)

옮긴이 **장하나**

병원에서 환자의 재활을 돕는 치료사로 근무하다 현재는 엔터스코리아에서 일본어 전문 번역가로 활동하고 있다. 옮긴 책으로는 《세상에서 가장 알기 쉬운 근육연결도감》, 《만화로 쉽게 이해하는 해부생리학》, 《과자 중독에서 벗어나는 방법》, 《불로장수 절대 원칙 82》, 《경락, 경혈 치료 교과서》, 《척추관 협착증》, 《바른 자세 홈필라테스 92》, 《말초혈관을 단련하면 혈압이 쑥 내려간다》, 《태양빛을 먹고 사는 지구에서 살아남으려고 눈을 진화시켰습니다》 등이 있다.

SEKAIICHI WAKARIYASUI KINNIKU NO TSUNAGARI ZUKAN SELFCARE HEN

©Ryo Kimata 2024
First published in Japan in 2024 by KADOKAWA CORPORATION, Tokyo.
Korean translation rights arranged with KADOKAWA CORPORATION, Tokyo
through Eric Yang Agency Inc, Seoul.

세상에서 가장 알기 쉬운
근육연결도감
셀프케어편

초판 1쇄 2025년 3월 11일
　　2쇄 2025년 3월 25일

지은이 키마타 료
옮긴이 장하나

발행인 박장희
대표이사 · 제작총괄 신용호
본부장 이정아
책임편집 이상민

기획위원 박정호
마케팅 김주희 이현지 한륜아
디자인 이승욱

발행처 중앙일보에스㈜
주소 (03909) 서울 마포구 상암산로 48-6
등록 2008년 1월 25일 제2014-000178호
문의 jbooks@joongang.co.kr
홈페이지 jbooks.joins.com
인스타그램 @j__books

ISBN 978-89-278-1333-0 (13510)